抗衰老革命

［美］迈克尔·福赛尔　著

周金秋　等译

上海科学技术出版社

图书在版编目(CIP)数据

抗衰老革命/(美)迈克尔·福赛尔
(Michael Fossel)著;周金秋等译.—上海:上海科
学技术出版社,2017.7(2025.4 重印)
ISBN 978 - 7 - 5478 - 3588 - 3

Ⅰ.①抗… Ⅱ.①迈… ②周… Ⅲ.①抗衰老—研究
Ⅳ.①R339.3

中国版本图书馆 CIP 数据核字(2017)第 125609 号

THE TELOMERASE REVOLUTION:The Enzyme That Holds the Key to Human
Aging … and Will Soon Lead to Longer,Healthier Lives by Michael Fossel
Copyright © 2015 by Michael Fossel
Simplified Chinese translation copyright © 2017 by Shanghai Scientific and Technical
Publishers
Published by arrangement with BenBella Books,Inc.
through Bardon-Chinese Media Agency
ALL RIGHTS RESERVED

上海市版权局著作权合同登记号 图字:09 - 2017 - 111 号

抗衰老革命

[美]迈克尔·福赛尔 著

周金秋等译

上海世纪出版(集团)有限公司
上海科学技术出版社 出版、发行
(上海市闵行区号景路 159 弄 A 座 9F - 10F)
邮政编码 201101 www.sstp.cn
上海盛通时代印刷有限公司印刷
开本 787×1092 1/16 印张 13.25
字数 180 千字
2017 年 7 月第 1 版 2025 年 4 月第 7 次印刷
ISBN 978 - 7 - 5478 - 3588 - 3/N·123
定价:38.00 元

本书如有缺页、错装或坏损等严重质量问题,请向工厂联系调换

谨以此书
献给那些思维缜密、谨遵事实的人们，
愿他人能开明地对待你们，
就像你们开明地对待周围的世界！

也献给那些历经岁月洗礼、饱受病痛折磨的人们，
当他人告诉你们一切已无力回天时，
你们可以说，
他们错了！

译　者　序

　　人类对长寿的追求亘古不变，古今中外都有过寻求长生不老的尝试。随着人们生活和医疗水平的提高，人类平均寿命逐年增长。与之相随的是，人口老龄化愈加成为社会的困扰。

　　众多科研人员孜孜以求，试图将人类寿命向极限推进。本书的作者迈克尔·福赛尔博士以端粒和端粒酶为主题，讲述了端粒对染色体的保护作用，以及端粒酶延伸端粒，从而延缓细胞衰老的功能，并极力推崇激活端粒酶，干预衰老及衰老相关疾病的方法。

　　端粒位于线性染色体末端，对染色体起保护作用，维持染色体的稳定。但是随着细胞的分裂或各种其他生命活动的进行，端粒会不可避免地变短或磨损，染色体趋于不稳定，当到达某个极限，就会导致细胞老化。

　　端粒酶是负责催化合成端粒序列的蛋白质-核酸复合物。值得一提的是，翻译团队曾看到某商家刊登在报刊上的广告，宣称"吃端粒酶，每天都有新感觉，让10种慢性病不翼而飞"。借此机会，译者提醒广大读者，不要相信这种没有科学根据的宣传。"吃端粒酶"的实质是摄入的蛋白质和核酸被消化分解成氨基酸和核苷酸等小分子，最终被身体利用或排出。换言之，吃端粒酶与吃鸡蛋或蔬菜没有区别。目前，科研人员想要获得极其微量的端粒酶都要付出艰辛的劳动和高昂的代价，怎么可能真有便宜的端粒酶被当作营养品销售？

　　本书是团队合作的结果（具体翻译分工见"译者分工及简介"）。为保证本书的翻译质量,确保翻译风格的统一,译稿经过多次修改和校对。译者本着忠于英文原著的原则,尽力直译原文。因此,译著不反映译者的观点。译者翻译此书,只代表个人,不代表其所在工作和学习的单位。

译者所在团队一直致力于端粒和端粒酶的相关研究,在细胞水平探索端粒和端粒酶与衰老相关的分子机制。从基础研究走向临床应用的征途虽然漫长,但该领域的科研工作者仍对此充满信心。

翻译此书是一种科普的尝试,愿读者对端粒和端粒酶有更多的了解。

周金秋

2017 年 5 月

译者分工及简介

第一章及时间年表   吴年凤   2015 年 7 月毕业于中国科学技术大学,学士;2015 年 9 月至今,中国科学院上海生命科学研究院生物化学与细胞生物学研究所(以下简称中科院上海生化与细胞所),硕士研究生。

第二、第三章   刘军   2013 年 7 月毕业于四川大学,博士;2013 年 8 月至今,中科院上海生化与细胞所,博士后。

第四章   张琼娣   2014 年 7 月毕业于中国科学技术大学,学士;2014 年 9 月至今,中科院上海生化与细胞所,博士研究生。

第五章   陆一思   2015 年 7 月毕业于上海交通大学,学士;2015 年 7 月至今,中科院上海生化与细胞所,研究助理。

刘颖颖   2013 年 7 月毕业于郑州大学,学士;2013 年 9 月至今,中科院上海生化与细胞所,博士研究生。

第六章   蔡琛   2013 年 7 月毕业于山东师范大学,学士;2013 年 9 月至今,中科院上海生化与细胞所,博士研究生。

第七章	何明洪　2011 年 6 月毕业于四川农业大学,学士;2011 年 9 月至今,中科院上海生化与细胞所,博士研究生。
第八章、编后记、术语表及致谢	刘家程　2015 年 7 月毕业于南昌大学,学士;2015 年 9 月至今,中科院上海生化与细胞所,博士研究生。
全书修改、校对及定稿	钟蔚丽　2006 年 7 月毕业于上海大学,学士;2006 年 7 月至今,中科院上海生化与细胞所,研究助理。
	周剑萍　1998 年 7 月毕业于华东师范大学,学士;2006 年 2 月至今,南京理工大学泰州科技学院外国语学院,讲师。
	周金秋　1988 年 7 月毕业于南京大学,学士;1997 年 5 月毕业于美国迈阿密大学医学院生物化学与分子生物学系,博士;2001 年 9 月在美国普林斯顿大学完成博士后训练;2001 年 9 月至今,中科院上海生化与细胞所研究组长,研究员,博士生导师。

前　言

近年来科学家在研究人类衰老方面取得了卓越的进展。这项研究将给我们带来巨大的医学突破——人类也许可以延缓衰老，甚至逆转衰老过程，许多衰老相关疾病的治疗也成为可能。

当然，你对此可以持怀疑态度。因为几个世纪以来，江湖骗子和做白日梦的人，甚至一些化妆品公司都声称有望治愈衰老。事实上，这方面的挑战是巨大的，而我们目前还仅仅处于起始阶段。

不过，我们现在对人类衰老的基本原理有了清晰了解，本书将会详细介绍相关细节。基于这些理解，我们开展了一些早期疗法，对改变衰老过程已经有微弱的效果。一些相当有希望的疗法也已离临床试验不远了。

这项研究大部分未引起公众注意。本书中我会列出迄今为止已经取得的以及那些即将取得的巨大突破。我们需要转变对衰老范式的理解。但一如往常让人沮丧的是，让旧范式消失谈何容易。

作为一名医生，我关注的重点一直是临床结果。当然，了解衰老的本质是必不可少的，但是我们的目标并非仅仅了解，而是发展技术，延长人类寿命，治疗疾病，缓解疾病的折磨。

为了实现这个目标，我们不仅需要进行基础研究，还需要公司基金投资董事会有意向，为药物研发和测试提供足够的资金。在团队优先性不断变化，既有范式过时的领域取得成绩是极具挑战性的，在此过程中，我会分享一些内幕故事。

　　无论作为一名医生,还是作为一名科学研究者,我研究衰老领域已经超过 30 年。我全身心投入,志在了解引起衰老的重要原因和研发改变衰老过程的治疗方法。作为《抗衰老医学杂志》(*Journal of Anti-Aging Medicine*)的编辑和《细胞、衰老与人类疾病》(*Cells*,*Aging*,*and Human Disease*)这本教科书的作者,我投入了大量的时间向我的同行研究者们讲解该领域的最新进展。

　　我写本书是为了尝试将衰老领域的最新研究普及给公众。相信看了本书,你会有所启发,你会惊讶于衰老领域的进展,并最终相信该领域的广阔前景。

衰老的端粒理论时间年表

1665 罗伯特·胡克（Robert Hooke）发现所有生物体都是由细胞组成。

1889 内分泌学先驱查尔斯-爱德华·布朗-塞卡尔（Charles-Édouard Brown-Séquard）声称注入动物（豚鼠、狗和猴子）的睾丸提取物可以使人类更年轻并延长生命。

1917 亚历克西斯·卡雷尔（Alexis Carrel）开始了长达34年的鸡心细胞体外实验，结果表明单个细胞是永生的。卡雷尔的研究在1961年被推翻之前，一度被视为科学范式。

1930年代 20世纪30年代，瑟奇·沃罗诺夫（Serge Voronoff）将黑猩猩和猴子的睾丸和卵巢移植人类体内，作为人类抗衰老疗法。

1934 来自康奈尔大学（Cornell University）的玛丽·克罗韦尔（Mary Crowell）和克莱夫·麦凯（Clive McCay）通过严格限制热量摄入，使实验大鼠的平均寿命延长一倍。迄今为止，这项研究还没有在人类或其他灵长类生物中再现。

1938 赫尔曼·马勒（Hermann Muller）发现了端粒，即染色体末端结构。

1940　芭芭拉·麦克林托克（Barbara McClintock）揭示端粒的功能是保护染色体末端。她后来因玉米转座子研究获得了诺贝尔奖。

1961　伦纳德·海弗利克（Leonard Hayflick）指出亚历克西斯·卡雷尔实验中的程序性错误，并引入"海弗利克极限"（Hayflick Limit）的概念。他指出任何一个多细胞物种的细胞在衰老和机能失调之前分裂次数是有限的（比如人类原纤维细胞大约分裂 40 次）。

1971　苏联科学家阿列克谢·奥洛夫尼科夫（Alexey Olovnikov）提出假说，指出"海弗利克极限"的机制是端粒缩短。

1972　德纳姆·哈蒙（Denham Harmon）发表衰老线粒体的自由基理论。

1990　迈克尔·韦斯特（Michael West）为找到基于端粒研究的衰老干预方法，建立杰龙生物医药公司（Geron Corporation）。

1992　卡尔文·哈利（Calvin Harley）和同事发现，哈钦森-吉尔福德早年衰老综合征（Hutchinson-Gilford Progeria）是一种先天遗传性疾病，患病儿童出生时即带有短端粒，罹患此病孩童的寿命很少超过 13 岁。

1993　迈克尔·福赛尔（Michael Fossel）基于杰龙公司的研究，开始撰写《逆转人类衰老》（*Reversing Human Aging*）。该书于 1996 年出版，是第一本介绍衰老如何发生和为什么会发生的书。

1997—1998　迈克尔·福赛尔在《美国医学协会杂志》（*Journal of the*

American Medical Association)上发表第一批同行专家评审的论文,认为端粒酶也许可以用来治疗衰老相关疾病。

1999 杰龙公司证实端粒缩短不仅与细胞衰老有关,而且很可能是导致细胞衰老发生的原因,重新延长端粒会使细胞衰老过程重置。

2000 杰龙公司申请专利:黄芪甲苷(astragalosides)作为端粒酶激活剂使用。

2000 年代初 21世纪初,杰龙公司和其他实验室发现,在细胞和人类组织中延长端粒可以逆转衰老。丽塔·埃弗罗斯(Rita Effros)带领她的团队在加州大学洛杉矶分校(University of California, Los Angeles)从事免疫衰老和端粒酶激活剂的研究。

2002 杰龙公司搁置端粒酶激活剂的药物研发,转而关注抗癌药物,将黄芪甲苷的营养药售卖权卖给了 TA 科学公司(Telomerase Activation Sciences,TA Sciences)。

2003 西拉科学公司(Sierra Sciences)成立,开始筛选潜在的端粒酶激活剂。

2004 牛津大学出版社出版迈克尔·福赛尔撰写的教材《细胞、衰老与人类疾病》。

2005 菲尼克斯生物分子公司(Phoenix Biomolecular)开始尝试将端粒酶直接导入细胞的新技术。然而,因资金不足,最终该项目提前结束。

2006 TA 科学公司将第一种营养药端粒酶激活剂——TA‑65

推入市场。这种药从一种名为膜荚黄芪（*Astragalus membranaceus*）的植物中提取。

2007　端粒酶激活剂的临床试验启动，TA 科学公司开始收集 TA-65 使用者的临床数据。

2009　诺贝尔生理学或医学奖颁发给伊丽莎白·布莱克本（Elizabeth Blackburn）、卡罗尔·格雷德（Carol Greider）和杰克·绍斯塔克（Jack Szostak），以表彰他们在端粒酶研究中作出的贡献。

2010 年代初　21 世纪的头十年，以测量端粒长度、评估衰老和疾病风险为目的，一批公司应运而生：端粒诊断公司（Telomere Diagnostics）[由卡尔文·哈利建立，前身是杰龙公司，位于加利福尼亚的门洛帕克市（Menlo Park）]和生命长度公司（Life Length）[由玛丽亚·布拉斯科（Maria Blasco）建立，位于西班牙马德里]。

2011　罗恩·德皮尼奥（Ron DePinho）在哈佛大学任职时，发现在某些特定转基因动物中衰老可以被逆转。

2011　杰龙公司将**所有的**端粒酶激活剂售卖权出售给 TA 科学公司。

2012　玛丽亚·布拉斯科在马德里的西班牙国立癌症研究中心（Spanish National Cancer Research Centre），以不同种类动物为研究对象，成功逆转了衰老的多个方面。

2015　泰勒赛特（Telocyte）公司成立，这是第一家致力于将端粒酶基因应用于阿尔茨海默病治疗的生物技术公司。

目　　录

第一章
衰 老 理 论

我不想通过我的作品来获得不朽。我想拥有不死之身。

——伍迪·艾伦(Woody Allen)

大约七万年前,最初的人类,也即我们的直系祖先面临来自尼安德特人(Neanderthal)和直立人(*Homo erectus*)的竞争。这些竞争者体格强壮,头脑发达,既能运用语言,又能制造工具。而我们的祖先就显得相形见绌了,跟这些早期的人种为敌,我们的胜算实在是渺茫。但我们也有优势,这唯一的优势很奇怪,乍听起来可能更像是劣势——我们能够想象并谈论并不存在的事物。

就这一点,可以改变世界。

这些并不存在的"事物"是一些抽象概念,比如说**明天**、**上帝**、**艺术**、**科学**、**梦想和恻隐之心**。无论对手多么强大,这些抽象概念都不可能被捕获或食用,不可能被偷走、被损坏或被摧毁。这些概念不仅仅造就了我们人类,而且使我们更好地在竞争中存活。我们不仅可以讨论社会不可或缺的无形概念,比如忠诚、合作和策略,也可以想象一些可**制造**的东西,比如武器、工具、农业和法律等。

这些抽象思维和想象力是**创造**的基础。人类不仅创造了艺术和工具,

001

还有一整套理论——解释世界如何运行的宗教和科学理论,这些理论最终使我们有能力改变现状。科学的进步也直接得益于这项技能。科学理论的过程是这样的:先对现实工作方式提出假设,然后检验假设的正确性,从而运用它来改善现实生活。于是我们治疗疾病,种植作物,渐渐地使人类生活更加方便与安全。

人类是唯一可以做到这些的生物。其他生物,包括与我们亲缘关系最近的黑猩猩和大猩猩,都没有这种处理抽象概念的能力。

运用理论来提高人类的生活水平或者将梦想中的事物变成现实,关键是用对工具和知识。我常常把它比作船和地图的关系。

比大猩猩更聪明

可可(Koko)是世界上第一只会使用手语的大猩猩。她3岁那一年我一周6小时照顾她。她认识一千多个符号,非常善于发明新的游戏。她学会了不咬我(在我曾经也咬了她之后才学会);但她会把我的洗衣袋套在她的脑袋和身上——只留两条黑色毛茸茸的腿从我的灰色布袋底部伸出——然后从厨房台面跳向我,追着我跑。在她看来,如果她能够抓住我,她就能咬我——但只能当她脑袋上套着袋子,我并不能看见她在咬的时候。所以就是这样,一个灰色的洗衣袋就完成了让她不咬我的任务,让她找到和我玩耍的新方法。另一方面,尽管可可明显比我之前遇到过的其他任何动物都聪明,但她从未掌握人类思想和人类社会的核心——抽象概念。

有时候船很简单,但地图很复杂。为了预防天花,所谓的船可以简单到是一支感染有牛痘的针。只要有了它,我们就能通过接种疫苗来预防天花。但是要知道这个方法,我们首先需要地图:就是需要知道微生物、接种、天花与牛痘、感染等等概念。

本章介绍的就是我们试图了解衰老时绘制的地图。正如我们将会发现的,仅仅一张地图是不能说明共性问题的,需要大量各式各样的地图,而且这些地图的注解也相互矛盾。现在我们着手将这些地图揉碎融合成一张能客观解释衰老的地图。至于说船,即我们改变衰老过程的工具,在过去的500年里变得更加复杂,直到大约过去十年间,我们才处于临床进展突破临界点。

首先,我们先要了解已有的解释衰老的地图,它们相互博弈,都包含一些正确、真实的信息,但是没有一张地图可以完全解释衰老的谜题。

熵理论

最初,人们甚至意识不到衰老是一个待解决的问题。不仅仅只有生物才有衰老,山也会衰老,银河系会衰老,甚至宇宙本身也会衰老。事实上,热力学第二定律阐明,任何密闭系统的熵总是增加,混乱度也总是增加。这也就是为什么你的汽车放在角落几年无人问津后,就彻底不能启动了;为什么几百万年以后,山脉会归于尘土;为什么大约110亿年后,连太阳也将会自行变冷。一切都会变老。

生命依赖于秩序、结构和组织。太过混乱的生命将无法维持。于是我们可以这样解释衰老的谜题:机体衰老,是因为物质世界本质的需求。

许多具体理论都可以落入衰老的熵理论解释范围内。这些理论表明,生命本质——不断损耗和拉磨——足以解释衰老的发生。

许多方法虽然不同,但大体主题是一样的。这些相互关联的理论都表明,所有的衰老发生都是由于随时间推移,物质分子相连接,干扰了它们的正常功能。就像晚期糖基化终产物的功能失常,被认为是由于葡萄糖分子结合蛋白质分子,使无用的废物积聚,造成功能丧失。

将衰老归因于各种各样的废物积聚的说法也很多,例如脂褐素,它是一种色素脂,会在许多衰老的细胞中积聚。

一个特别吸引人的说法认为衰老的原因不在于我们通常认为的分子物质或酶类物质,而在于生物细胞最精确的一套分子——DNA 的改变。这种理论认为,随着时间推移,DNA 会慢慢积聚损伤,逐渐不能表达关键蛋白。细胞功能失调,衰老接踵而来,细胞最终死亡。

所有这些理论都基于一个最基本的事实:随时间流逝,损伤出现,分子物质相连接,废物产生,造成 DNA 的损伤。但是这些理论低估了细胞再生的神奇力量。由于宇宙射线照射,废物积累,环境的不断变化,确实有些细胞会衰老并最终破损,但还有一些能够维持健康的生存状态,并无限复制。

曾经数十亿年的时间,单细胞生物占据着地球,它们可以无限复制。这些细胞是否以某种方式衰老,尚不能妄下定论,但是显然每经过一个复制周期,即每一个母细胞分裂为两个子细胞,生命时钟就重新开始计时了。每个子细胞都是年轻而有生命力的[①]。

生命以惊人的速度完成损伤修复和物质更新。打个比方,如果你每年更换汽车所有的零部件,理论上这辆车可以一直开下去,永远不会坏。我们可以看到,单细胞生物也是这样。这并不违反熵定律,因为地球不是一个密闭的系统。地球一直沐浴在太阳的光线和能量中。太阳的核聚变产生惊人的熵率,但是生命会利用太阳能来维持自身需要,因此能长久繁荣生长。至今没有任何的物理定律说生命机体不能持续永久地繁荣生长,只要太阳还存在。

总之,有一整套理论试图将衰老归因于熵,认为衰老产生是由于磨损、损伤和废物的不断发生。尽管这些理论有一定的道理,但它们不能提供完全合理的解释。有些细胞和机体确实可以归类为熵理论,但有些不能。我们需要更深层次的洞察力。

---

① 一些单细胞生物分裂时不对称,其中一个子细胞是无损伤的,而另一个具有一些损伤残留。但这并不否定主要观点,即单细胞生物没有衰老并繁荣了几十亿年。

水母和永生

永葆健康的能力不仅限于单细胞生命。灯塔水母（*Turritopsis dohrnii*），也就是我们常说的"不死的水母"，显然有逆转衰老的能力。这种无脊椎动物会持续逆转衰老过程。事实上，它也常被称作本杰明·巴顿水母（Benjamin Button jellyfish）。但和电影里的本杰明·巴顿不同的是，这种水母会再次衰老，一直无限重复这个过程。

1996 年，有学者对这个现象发表论文，认为这揭示了"一种在动物界空前的转化潜能"[1]。随后，《纽约时报》（*New York Times*）的一篇文章认为这一发现"揭开了自然界最基本的法则——出生，然后死亡"[2]。

水螅属动物似乎也不衰老。龙虾显然不是永生动物，但龙虾的繁殖力却随年龄增长而渐渐加强，不会像大多数多细胞生物一样出现衰老的症状。

水母和水螅的这一现象再一次支持了衰老的熵理论。

活力论

认为衰老发生是因为我们"用完了某种物质"，这是一个很古老的理论。数百年前，这被称为活力论（vitalism），我们甚至可以在古希腊学者，

---

[1]　Piraino, S., Boero, F., Aeschbach, B., et al. "Reversing the Life Cycle: Medusae Transforming into Polyps and Cell Transdifferentiation in Turritopsis Nutricula (Cnidaria, Hydrozoa)." *The Biological Bulletin* 190, no. 3 (1996): 302–312.

[2]　Nathaniel Rich, "Can a Jellyfish Unlink the Secret of Immortality?" *New York Times*, November 28, 2012.

包括亚里士多德（Aristotle）、希波克拉底（Hippocrates）和盖伦（Galen）的作品中发现活力论的影子。该理论认为我们衰老是因为我们体内有维持生命的某种物质——生机力（vital spark），它只能持续一定时间，当它用尽时，我们就会死亡，剩下的只是无生命物质。

一般来说，这些解释统称为"活力率"假说。其中，最明显的一个解释叫作"心跳假说"——所有生物的心跳数是有限的，当你靠近期限值，你就渐渐走在了衰老的路上；当到达这个期限值，你就面临死亡。这部分解释了衰老异常中最明显的现象之一：并不是所有有机体都以同样的速率在衰老。根据这个理论，小型动物心率（或称作代谢率或呼吸率）更高，它们就比大型动物衰老得更快。根据这个想法，狗比人类衰老得更快，是因为它们心脏跳得更快。

尽管有各种各样的叫法，如生命力（life force）、**生命冲力**（*élan vital*）、生机力，或简而言之，灵魂（soul），但由于缺乏逻辑性（难道细胞会有心跳吗？）和实验支持，这一整套概念早在 20 世纪初就被抛弃了。我之所以还在这里提到这个大体的概念，即衰老是某种物质耗尽或消耗的结果，是因为这概念仍然伴随着我们，虽然已改头换面，以一种新姿态出现。

无论我们把衰老的原因归结于哪种关键成分——线粒体、心跳或激素，它的荒谬之处在于我们急于求成，局限于该成分本身来探索衰老的起因。如果说衰老是由线粒体的变化引起的，那么是什么导致线粒体变化的呢？如果衰老的发生是由固定量的心跳数决定的，那么是什么决定这个固定的量值呢？如果衰老是由于关键的内分泌腺的流失，那么是什么导致了内分泌腺衰老的呢？

激素理论

激素缺乏导致衰老的说法久盛不衰，最早可以追溯到中医理论。西医的内分泌学领域——与激素相关的疾病的诊断和治疗——直到 19 世纪才蓬勃发展。随后,内分泌学迅速成为主流科学,并进入临床医学。然而随着医学进步,内分泌学却没有进一步的进展,紧接而来的是无事实根据的想法和主观臆测。

有关衰老最惊人的研究围绕在性欲方面。在这些研究中,年轻动物的睾丸(也有少部分用卵巢)被提供给患者食用,或者移植给他们,或将提取的相关成分注射到患者身上。当时,在内分泌学这一新领域最杰出的领导人物是查尔斯-爱德华·布朗-塞卡尔,他是 19 世纪中期活跃于法国、英国和美国的世界级著名医生。他声称他"吃了猴子睾丸提取物后重展雄风"。马克·吐温(Mark Twain)曾经建议人们早饭吞下一只活青蛙,这样一天中更坏的事情便不会发生了,那些坚信他的说法的人,显然没有考虑到布朗-塞卡尔的自我改进方法的好处!

生长激素的价值

在摩洛哥的一次衰老会议上,我被问及用生长激素来治疗衰老是否是一个有价值的方向。"是的,当然。"我回答道,"这有很大的价值,不过不对于买它的人,而是对卖它的人更有益。生长激素对衰老没有任何作用,但是它肯定还是有市场的。"从此,这家销售生长激素的制药公司再也没有邀请过我了。

事实往往比小说更离奇,后来这种抗衰老方法发展为移植黑猩猩的睾丸给人类男性(猴子的卵巢移植给人类女性)。该法被瑟奇·沃罗诺夫在世界范围内推广,在 20 世纪 30 年代成为治疗热潮,以至于法国政府不得不在他们的殖民地内禁止狩猎猴子,同时鼓励沃罗诺夫自己饲养猴子。类似的治疗干预方法在美国也广为传播,主要用有色水注射和山羊睾丸移植。

时至今日,仍有很多人认为睾丸素或雌激素确实可以逆转衰老过程。在某种程度上,这种认知源自临床观察结果——激素水平随着年龄增长而逐年降低。大多数男性激素下降是一个缓慢但持续的过程，大多数女性却只在绝经期才更容易观察到。

我们常常很容易这样设想，既然激素水平随着年龄增长而减少，那补充激素当然可以使我们返老还童——这不仅陷入了逻辑误区，且与医学数据也相矛盾。那些声称激素替代疗法（HRT）使一些人感觉变年轻的说法，就跟一个世纪之前那些声称用猴子睾丸、犀牛角和有色水可以抗衰老的说法一样是无稽之谈。

激素是否有时候能够发挥治疗的作用呢？是的。

那激素曾否减缓、停止或逆转衰老呢？答案是否定的。

线粒体或自由基理论

大众最为熟知的衰老理论也许是 1972 年由德纳姆·哈蒙发表的线粒体自由基理论。自由基一般天然产生，是代谢过程的副作用产物，尤其是发生在线粒体的代谢副产物。你也许在高中生物课上学过，线粒体是细胞的"动力车间"。跟能量巨大的核反应堆一样，线粒体也能产生大量能量，同时也会产生大量废物。

当人体消耗代谢燃料时（比如说葡萄糖），身体会产生自由基。自由基是一类带电的分子物质，会干扰其他分子的正常活动。幸运的是，绝大多数自由基在线粒体中产生后，会停留在线粒体中，远离细胞中大多数的重要分子，离基因组 DNA 就更远——基因组 DNA 安全地躲在细胞核中。但是少量逃离出线粒体的自由基仍然会对细胞中复杂的生物分子，如 DNA、膜脂质和关键性酶造成巨大的破坏和杀伤力。

自由基理论可信度很大。衰老细胞中发生的一些最重要的变化可以直接与自由基及其在细胞内产生的破坏相挂钩。随着细胞的衰老，四种重要的变化与自由基相关，分别是：产生（production）、隔离（sequestration）、清除（scavenging）和修复（repair）。

第一个变化是自由基**产生**数量的增加。年轻线粒体几乎不产生自由基，而产生大量能量。然而年老细胞产生的自由基与能量产率比值变大。自由基产生越多，损伤发生也越多。

第二个变化是**隔离**，指越来越多的自由基逃出线粒体，进入细胞其他空间，甚至进入细胞核。这主要是因为线粒体的脂膜随着年龄增长更容易渗漏。

第三个变化是影响细胞**清除**。年轻细胞的自由基清扫工能敏锐有效地捕获自由基，而年老细胞的清扫工明显减少，于是留下更多的自由基，使细胞遭受更大损伤。

第四个变化是年老细胞**修复**自由基损伤的能力明显降低。于是衰老细胞不仅导致更多的自由基损伤，也因为自由基产生增多，隔离减弱，清扫减少使得它修复损伤的能力也降低。（对损伤的 DNA 来说，修复它的速率下降；对其他分子来讲，代替的速率下降。）

这些过程造成了恶性循环。这四个变化过程，即生产、隔离、清除、修复相互关联，加速衰老细胞在各个水平上的功能失常。

虽然将雪崩状的代谢损伤看作是衰老的**起因**这个想法非常吸引人，但是用自由基理论解释衰老依旧缺乏依据。自由基理论听起来具有一定的合理性，为大众广泛接受，但有一个至关重要的问题：它解释了单个细胞衰老时发生了什么，但并没有解释是什么**导致**了这些变化的发生。**为什么**这四种变化过程会随着我们的衰老而变化？最开始是什么触动了雪崩的发生？

有些细胞，比如说人类生殖细胞（性细胞），经过几十亿年祖先代代传承下来，却没有这些变化过程。因此，我们该怎么解释自由基在短短几年时间里对有些细胞造成了不可挽回的破坏，但是经过数十亿年却对生殖细胞或单细胞生物完全没有影响呢？

除此之外，即使我们真的有可能去除自由基，后果也是灾难性的。我们**依赖**自由基生存，因为它们可以调控基因表达，杀死微生物。如果我们降低健康细胞的自由基浓度，基因表达模式会发生变化，细胞功能就会失常。我们的免疫系统需要高浓度的自由基来攻击入侵的生物体，如细菌感染。自由基也许会是衰老过程中的驱动力,但也是机体生理功能确保正常而有益的一部分。

自由基理论之父

　　德纳姆·哈蒙是一个伟人,既是"自由基理论之父",也是线粒体衰老理论的第一个拥趸者。(令人难过的是,他已于 2014 年 11 月去世。)他出生于上个世纪初,获得哲学博士学位后,他对衰老的起因产生了浓厚兴趣,于是重回校园,在斯坦福大学取得医学博士学位。此后余生,他作为医学教授,孜孜不倦地沉迷于理解和解释人类衰老的世界。1970 年他帮助建立了美国衰老研究学会(Amercan Aging Association,AGE)。1985 年成立了国际生物医药老年学组织(Internation Association of Biomedical Gerontology,IABG)。我和德纳姆教授在 AGE 和 IABG 董事会工作时,看到他长达数小时认真礼貌地聆听周围人的想法,而且那些人通常学识智慧都不如他。他不骄傲自大,总是友善又体贴,所以广受尊敬,被衰老协会的人所敬重。

　　当我们试图通过改变自由基来干涉衰老过程,其结果充其量也是未知数。一项可靠的研究工作表明,我们可以通过尽可能少的自由基损伤来提高一些实验动物的平均寿命,但是没有证据表明,我们改变自由基可以改变一个物种的最长寿命。

　　无独有偶,类似的论点也适用于氧化剂和抗氧化剂的讨论。氧化是生物体代谢过程的一部分。氧化是氧气与分子作用,产生二氧化碳和水,并释放能量的过程。有一种倾向认为氧化是衰老的又一诱因,但是事实却远比这复杂得多。首先,我们的生存离不开氧化(包括氧气!)。其次,没有证据表明抗氧化剂对衰老过程有任何影响。和自由基一样,虽然过多失控的氧化过程必然会引来麻烦,但是自由基的产生和氧化过程是我们代谢必不可少的一部分。它们都不能算作是衰老的驱动因素。

除非我们能够预测哪个线粒体、哪个细胞、哪个机体**会**发生衰老或哪个**不会**，否则我们不能宣布说已经完全能够解释衰老过程。尽管衰老的线粒体自由基理论听起来十分生动，但是它不能预测衰老的发生。

营养理论

要说存在衰老的营养理论，实在有点夸大。鉴于存在大量关于通过饮食延长寿命的文章，我们姑且提一下这套理论。

反驳这套理论大量的相关资料超出了本书的范畴，但是我可以根据现有科学研究给出最重要的结论。尽管有确证表明不良饮食会造成疾病，良好饮食能预防疾病，但并没有证据表明有何种最佳饮食可以防止或逆转衰老。

营 养 戏 语

历史上总是充满着很多这样的故事：某人特别长寿是因为吃了某些特别的食物。用马可·波罗（Marco Polo）的经历来举个例子。他曾遇到一群印度修行士，说他们已经活了 150 至 200 岁，声称他们只吃米饭、牛奶、硫黄，还有——罔顾他们自己健康和我们质疑的——水银。我们永远也不会知道是那群修行士在与马可·波罗开玩笑，还是马可·波罗在和我们读者开玩笑。但无论如何，这只是数以百计的历史故事中的一个，让我们知道长寿并不取决于特殊的营养品，同样也不取决于我们固有的盲目乐观。

衰老不是一个营养性疾病。我们吃得多，吃得少，吃得是否营养对衰老并无多大影响，改变饮食习惯也不能停止或逆转衰老过程。

然而，1934年康奈尔大学的玛丽·克罗韦尔和克莱夫·麦凯发现，通过严格控制实验大鼠的卡路里摄入使其预期寿命增加了一倍。关于人类和其他灵长类动物的实验数据尚未建立，但我们有理由相信严苛的卡路里摄入限制有显著延长人类寿命的潜能。（即使不是这样，也会显然感觉到寿命的延长。）

即使这样，并没有证据表明卡路里摄入限制可以停止或重置衰老过程。许多研究者认为卡路里摄入限制根本不能作为"实验组"，只能作为"对照组"。他们指出，动物（包括人类）已经演化为依靠低卡路里饮食也能茁壮生长。在自然环境下，卡路里很难获得，于是我们演化出在缺乏食物也能生存下去的状态。但在现代社会，我们负荷了太多的食物，有点无法控制摄入。从这个角度来看，惊奇的并不是吃得少就能活得长，而是即使我们只吃没有营养又空有热量的快餐（现在很多发达国家的饮食就是这样），我们依旧能够好好生存。

遗传理论

在20世纪后半叶，用遗传的观念来解释世界几乎超越了其他任何观念而变得流行。我们现在已经接受这样一种观念：特定的基因几乎可以是任何疾病的诱因，从心脏疾病到阿尔茨海默病，从骨关节炎到衰老本身。虽然遗传解释有其巨大的涵盖面，但我们援用时必须谨慎。很多情况下，它并不正确。

我们频频认为基因是包括衰老在内所有疾病的起因，但是"衰老基因"的概念存在两大问题。

第一个问题是，大多数的性状（如身高）、疾病（如动脉粥样硬化）以及复杂变化（如衰老）都不能归结于某一个基因或者是某一小部分基因。当然，会有一些基因与这些变化相关。但是如果说某一个或某一些基因**导致**了任何特定的复杂结果，通常都是天真幼稚的说法，只是偶尔准确。拿身高来举例,我们知道基因、环境因素和表观遗传因素都是影响身高的因素。(表观遗传因素是不改变 DNA 序列的可遗传特征。)但并不存在单独的"身高基因"决定一个人的身高。

第二个问题是,与基因相比,基因**表达**——表观遗传学才更重要。我们狭隘地局限于基因的研究,而忽视了表观遗传学的重要性。在 20 世纪 90 年代初,有生物学家认为脚趾和鼻子由完全不同的基因控制。而事实恰恰相反,人体每个部分的基因都是完全一样的。不同细胞类型之间的区别不是基因不同,而是基因表达模式——表观遗传模式不同。没有所谓的脚趾基因,只有脚趾的基因表达模式。在每个可定义的细胞或组织中都能找到完全不同的基因表达模式。这很像是同一个交响乐团,可以演奏莫扎特(Mozart),可以演奏布鲁士(blues),也可以演奏感恩而死(the Grateful Dead)乐队的音乐;区别不在于乐器,而在于乐谱。奇怪的是,脚趾细胞和鼻子细胞之间的区别跟年轻细胞和衰老细胞之间的区别是一样的:它们都有同样的基因,但是表达模式不同。6 岁时候的细胞和 60 岁时候的细胞,基因没有差别,但是表观遗传上有。所以寻找"衰老基因"是徒劳无功的尝试。

尽管认真说来明显缺乏深刻理解,但是"衰老基因"还是经常被发现。当然,有些特定基因或等位基因①在某些寿命较短的人群中更常见,而另一些基因或等位基因在寿命较长的人群中更常见,但是把它们称作"衰老基因"依然有其误导性。

我们将看到,同样的困惑也将会延伸到衰老相关疾病。每年,我们都欢欣鼓舞地认为又找到了一批可能导致阿尔茨海默病或动脉粥样硬化的基因。但一次又一次的数据表明这些基因与疾病不是直接的因果关系,仅仅是相关性,甚至是极其微弱的相关性。一个基因可能解释 1% 的阿尔茨海默病病例,另一个基因可能解释另外的 2%,结果还有很多待解释的案例。不知何故,我们总是坚信只要将更多经费投入到研究中,总有一天我

---

①　等位基因是基因的替代形式。在决定眼睛颜色的基因中,你可能有一个蓝色等位基因或一个棕色等位基因。

们能确定剩下的 97％阿尔茨海默病案例背后的基因。不幸的是，发现**导致**阿尔茨海默病的基因就像发现**导致**衰老的基因一样困难重重。

在研究衰老和衰老相关疾病的过程中，困难倒不在于缺乏资金和研究人员，而是缺乏对基因功能良好而可靠的认识——即衰老时，基因表达模式如何变化。简而言之，我们就像是在黑灯瞎火的街上丢了钥匙，永远徘徊在街灯下面来回找寻只因灯很亮，而钥匙实际掉落在一个街区外的黑巷子里。我们寻找衰老基因，也许只是因为它们容易被鉴定，易于用来解释衰老，也许只为了在当今科学环境下更容易得到研究资助。

不幸的是，涉及衰老和衰老相关疾病的真正答案不在我们的基因里，而在基因表达模式里。

盲人摸象

我们已经从几个不同角度看待衰老问题：自由基、线粒体、营养、激素、磨损、遗传、细胞生物学等等，每一种答案都千差万别，但似乎它们都不可能全部正确。

盲人摸象的经典类比用在这里再合适不过。六个盲人被问到大象是什么样的，摸到象腿的人说大象是根柱子，摸到尾巴的人说大象是条绳子，摸到象鼻的人说大象是条蛇，摸到耳朵的人说大象是把扇子，摸到肋骨的人说大象是面墙，摸到象牙的人说大象是个烟斗。每个人都准确描述了大象的特定部分，但每个人说的都差之千里。

尽管我上面提及的各种衰老理论在某种程度上有可信之处，但它们都不完整。没有任何一个理论可以解释整头大象到底是什么样子。我们的研究就像是盲人摸象，对衰老过程的某一特定部分给出了准确的描述，每个理论都是基于精确有效的数据，但却不能描述整个衰老过程。我们诚实、聪明，出于好意，但我们没有人能够将所有的数据整合为单一的正确的理论来解释衰老如何发生。

我们怎么才能将所有片段整合成一只完整的"大象"呢？

作为一个医学教授，我自己的观点侧重于干预：有没有办法预防或治愈衰老疾病？也许当我们能够真正明白衰老过程，我们就能干预阿尔茨海默病、动脉粥样硬化等这些在日常医疗实践中都会接触到的衰老相关疾病。

自 1980 年以来，除了教授生物和衰老方面的课程，我也以一个研究者和医生的身份活跃于成人衰老的治疗领域。此外，我花了大量时间研究治疗患有早衰症的儿童。患有哈钦森-吉尔福德早年衰老综合征（或简称"早衰症"）的儿童通常在 13 岁左右就死于衰老。他们不仅外表看起来衰老，他们的细胞也是衰老的。这些孩子死于我们认为的衰老相关疾病，通常是中风和心脏病。我们听说一个 70 岁老人在后院和孙子玩扔球游戏时突发心脏病去世是一种感受，但是，当听说一个**看起来有** 70 岁而实际只有 7 岁的孩子在和他年轻母亲玩扔球游戏时心脏病发作去世又是另外一种感受了。一个孩子死于衰老相关疾病所产生的这种不协调性给我们的印象会更深刻、更持久。

端粒位于染色体 DNA 末端，随着细胞分裂而逐渐缩短。我们在 1992 年发现，早衰症儿童出生就带有短端粒，他们有 70 岁人的端粒结构。各种各样的研究结果清楚地表明：不管是正常人、早衰症儿童、细胞或其他机体，衰老与端粒密切相关。我们也知道还有很多其他关于衰老的合理观点，也都有可靠的支持数据。我们该如何协调端粒和细胞衰老的观点与诸多其他衰老观点呢？

这个问题也是一种观点。

虽然理论各种各样，数据无穷无尽，但是总有一些数据不能融入单一的合理的衰老过程模型中。这就像是我们想要用上千个零件组成一个复杂的机器，会有许多种组装方法。但是无论我们如何去试着组装出完整而有功能机器，最后总会多出一些零件。最糟糕的是，机器本身**从未真正起作用**。

早衰儿童:早衰症的悲剧

每年,世界各地都有几十个患有早衰症的儿童,我都亲自去了解过。通常,当父母亲发现他们的孩子生长异常时都会把他们带到医生那里。因为这种病症很罕见,很多小儿科医生也不甚了解。那些被临床医生发现的早衰症儿童就相对幸运一些,能够进入我们关注的视线内。

在21世纪之交,我们除了给予这些孩子和他们的父母亲以精神关怀,分担他们的痛苦,理解他们的悲伤以外,其他什么也做不了。父母们除了可以互相交流经验,咨询怎样处理不断出现的健康问题,和我们谈论病情以外,可以做的事情太少了。这些孩子们特别期盼每年一次将他们从世界各地聚集到一起的时间,这是他们短暂的一生中少有的可以和周围孩子一样的时候。

奇怪的是,早衰症儿童看起来不像父母任何一方,而是互相之间更相似。有一次,一个明显有早衰症特点的越南女孩看起来也是更像其他孩子,而不是她的父母。在我们一年一次的聚会上,那些头发斑秃,额静脉突起,患有严重关节炎的早衰症儿童,他们一起玩耍,开玩笑,他们非常愉快,在某种程度上,如同一家人一样。

20世纪90年代初,我参加了在加利福尼亚塔霍湖(Lake Tahoe)举办的一个以衰老为主题的会议。那次会议收获颇丰,我顿悟很多。我本打算参会去吸收最新的信息,将它们整合成一本最新的衰老医学教材。

那次会议的观点非常不同以往。会议不仅有关于自由基、演化等其他方面的演讲,而且我大部分时间都在为周围的与会者充当"翻译"。与会的研究者们对常见的医学术语(如非类固醇类消炎药)不熟悉,内科医生们同样也对常见的研究术语(如 Southern 印迹杂交法)不熟悉。因为我对这两方面都略有涉足,帮助解释这些不同观点的任务就落到了我头上。有时,我的角色就好像是向摸着大象腿的盲人解释为什么摸着大象尾巴的盲人也是对的。

在会议期间,细胞生物学家卡尔文·哈利发表了他在端粒和细胞衰老上的最新工作(现在他和我成了朋友)。他指出,如果你知道一个细胞的年龄,并且准确测出了细胞丢失的端粒长度,你会发现这两个参数会精确地呈线性关系。如果你知道其中一个,就等于知道了另一个。

我作为一个医学教授所知道的一切,我在课上所教的一切就在短短几分钟内全都结晶成一个全新模式。我发现无论看起来多么孤立和矛盾的众多观点都可以整合成一个简单明了的画面。

我发现自己正径直凝视着整头大象。

我思考得越多,就越能发现所有的碎片都可以组装在一起。多种过往理论都只有部分是正确的,而现在我看到了一个可以涵盖所有数据和观点的理论的轮廓。这个轮廓可以清晰地解释我们如何衰老,我们可能从何处可以干预。我不仅开始认识到如何测试该理论来验证其正确性,还认识到如何利用新观念使我们走得更远。

我开始认为我们很可能有办法治愈衰老疾病。

第二章
衰老的端粒理论

衰老的端粒理论,指的是端粒控制细胞老化导致整个机体衰老,更准确地说是衰老领域的细胞衰亡理论或衰老的表观遗传理论。衰老理论,即端粒控制细胞衰老已广为人知,但衰老的端粒理论——细胞衰老造成生物体衰老,这种更为全面的端粒理论,却还没有被广泛接受。

在 20 世纪 90 年代,当我最初谈论端粒理论的时候,经常会感到势单力薄。我真期望科学界能奋起反驳这一理论,但是他们大多对此置若罔闻。

我在 2015 年初写这本书的时候,衰老的端粒理论虽然还远没被所有科学家完全接受,但已逐渐成为衰老研究领域中的主流。据我粗略估计,这一领域大约有 50% 的专家已经接受了这一理论。让人满怀希望的是,年轻的科学家们无争议地接受了它。

衰老的端粒理论之所以越来越凸显其重要性,因为它解决了 5 个关键问题:

- 它清晰地解释了随时间变化,在细胞层面,端粒驱动衰老过程的机制;
- 它解释了为什么一些细胞会衰老,而另一些细胞不会;
- 它吸纳总结了其他多种衰老理论中已经被证实的部分;

- 它成功地解决了对这个理论的各种异议；
- 也许最重要的一点是，它为临床干预提供了一条清晰的理论路径，带领我们向改善健康的路上前行。

海弗利克极限和衰老的细胞学基础

20 世纪的前半叶，传统认知认为细胞是永生的，衰老发生在细胞之间，但没人知道发生了什么。这一推理看似正确，因为单细胞生物不会衰老，多细胞生物却会。在当时的人们看来，难道这不就意味着某些"作用"正是发生在细胞之间而不是在细胞内？

这一认识得到了亚历克西斯·卡雷尔研究工作的支持，因为他的研究结果似乎表明，细胞是永生的。卡雷尔来自法国，是一位受人尊敬但颇具争议的外科医生和生物学家。他是一位虔诚的天主教徒，在 1902 年他声称目击了一位来自洛尔德斯（Lourdes）的垂死女性被上帝奇迹般地救活。这一声明迫使卡雷尔不得不离开法国，因为法国学术界反对教会干预学术，这使得卡雷尔很难在法国学术界立足。随后他在芝加哥的赫尔（Hull）实验室找到了教职，重新开始了自己的学术生涯，最终他在血管缝合以及血管与器官移植方面取得重大突破，并因此荣获 1912 年的诺贝尔生理学或医学奖。

1912 年，卡雷尔着手做鸡心脏实验。他和同事们在培养皿中体外培养鸡心脏细胞，每天加入肉汁培养液并仔细检测细胞分裂代数。日复一日，月复一月，年复一年，经过长达 34 年的时间，他们培养的鸡心脏细胞完全没有衰老的迹象。他们观测到这些细胞一直可以分裂，不减速，不停止，没有表现出任何缺陷。如果他是正确的，那么细胞确实是永生的。

几十年间，人们对这一结果确信不疑，但很可惜他的理论是错误的。

科学家们直到很久以后才发现卡雷尔的实验存在严重缺陷。他每日添加的肉汁培养液里无意中混有年轻的鸡心脏细胞。当然，只要卡雷尔一直往培养皿中添加年轻的鸡心脏细胞,他培养的细胞就不会有衰老的迹象。但是,如果去掉肉汁培养液中所含的年轻鸡心脏细胞,卡雷尔培养的细胞也许早就死亡了。

尽管一些人质疑他们是否故意添加了年轻的鸡心脏细胞,但卡雷尔和他的研究团队也许根本没有意识到他们所犯的错误。不幸的是,他们的工作对所有生物学领域都产生了深远的影响。他们错误的实验结果不仅仅误导了一代人,在此后的一个多世纪仍对生物学理论的某些部分有不良影响。

20世纪60年代初,美国加州大学旧金山分校的一位解剖学教授伦纳德·海弗利克发现并指出了卡雷尔实验中的错误。海弗利克教授和同事尝试重复卡雷尔的实验,但无论他们如何努力,都无法培养出一个永生的细胞系。他们很快意识到了卡雷尔的错误。与卡雷尔团队不同,海弗利克的团队非常小心地避免在培养的细胞中带入新的细胞。他们发现,细胞系在经历过有限次数的分裂后逐渐变老,直到这些细胞再也无法分裂为止。

海弗利克的团队面对科学家们的强烈质疑,怀着推翻权威理论的谨慎心理发表了他们的研究成果。此后,所有重复此实验的人都小心地避免带入新细胞,发现了与海弗利克团队相同的实验结果。卡雷尔的实验结果是错误的,细胞会变老。

海弗利克和他的团队根据自己的研究成果,提出了"海弗利克极限"概念。简言之,大部分细胞的分裂次数有限(大部分人细胞分裂40～60次),细胞分裂速率逐渐减慢,直到细胞静止,无法进一步分裂。换句话说,细胞不会因为时间的流逝而变老;细胞分裂导致细胞衰老。海弗利克还发现细胞核是细胞衰老的关键组分,它控制着细胞的"分裂钟"。

我非常高兴能和海弗利克博士成为30多年的好朋友。海弗利克教授自命清高,却是一个非常诚实的人,也是我见过的最勇敢的人之一。他单枪匹马地推翻了人们相信了50多年的衰老法则,是历史上最杰出的科学家之一。在经历了15年诸多冷嘲热讽后,人们接受了海弗利克的学说。就像他在2011年接受《柳叶刀》(Lancet)杂志采访中所说:"即使在科学界,要打破长达半世纪的固有认识并不容易。"[1]

有趣的是,不同物种或不同类型细胞的海弗利克极限都不尽相同。细胞寿命和海弗利克极限相关。其实,说相关性也不够准确,因为与确定性相比,相关性更多的只是提示性。小鼠大约有 3 年寿命,小鼠细胞分裂的海弗利克极限为 15 次;加拉帕戈斯龟(Galapagos turtle)可以活 200 年左右,其细胞分裂的海弗利克极限约有 110 次;人成纤维细胞的海弗利克极限为 40~60 次。[2]

海弗利克极限的发现对细胞衰老的意义非常深远。它表明,细胞衰老发生在细胞**内**,而不是前人所说的发生在细胞**间**。没有任何神秘物质或者生物体普遍存在的动力驱动着衰老。实验实证支持这一观点,我们对人类疾病的认知同样支持这一观点。不分裂的细胞不会显示任何衰老的迹象;反之,在分裂的细胞中,不管分裂多久,细胞分裂次数决定细胞寿命[3]。我们人体的很多其他细胞[4],例如冠状动脉血管细胞和大脑神经胶质细胞,随着细胞分裂,其端粒缩短,细胞逐渐衰老,这些分裂的细胞就是导致心脏和大脑中的神经元疾病的罪魁祸首。虽然心肌细胞和大脑中的神经元不会衰老,但是,它们依赖的其他细胞确实会衰老。一旦这些可以分裂的细胞变老,就会导致疾病的发生。换句话说,这些发生疾病的细胞可能并不分裂,或其本身不变老,但其他会分裂细胞的衰老导致了疾病的发生。

细胞衰老已经被广泛接受,随着时间的推移,细胞衰老造成衰老相关疾病和导致机体衰老这种更为完善的衰老模型也会越来越被人们所接受。如果你的细胞是年轻的,那么你就是年轻的;如果你的细胞变老,那么你也就变老了。生物体衰老是细胞老化的产物。它是那么简单,又是那么复杂。简单在于,如果你能通过某种方法让你的细胞保持年轻,你就能永葆青春。很多人,包括我的朋友海弗利克本人都难以接受这个观念。

---

① Watts G. "Leonard Hayflick and the Limits of Aging." *Lancet* 377, no. 9783 (2011): 2075.

② 实际上,细胞种类决定海弗利克极限。我们之所以选择观察成纤维细胞的海弗利克极限,是因为该细胞几乎存在于所有物种中。

③ Hayflick L. "When Does Aging Begin?" *Research on Aging* 6, no.99 (1984): 103.

④ Takubo K. et al. "Telomere Lengths Are Characteristic in Each Human Individual." *Experimental Gerontology* 37, (2002): 523-531.

海弗利克关于细胞衰老和它对人类衰老的影响的报告我听过很多次。通常他演讲的开场白都是"我们无法阻止衰老过程,更不用说返老还童。"正如卫星飞过太阳系时,受到尘埃和宇宙射线对卫星精密组件的损害,卫星将无法逆转地衰老。

"对于人类",他说,"衰老也正是如此,人类一旦受到某些损害,机体的某些部分就会老化一些,这是一个无可奈何的事实。"

在演讲中,他试图让每个听众都了解细胞衰老的机制和局限性,了解他称之为"细胞复制器"(replicometer)的组成成分,了解"细胞复制器"如何调节细胞分裂并迫使细胞衰老。

尽管研究还不透彻,海弗利克仍乐观地认为:"细胞复制器"在改善衰老带来的机体损伤方面非常有潜力。

现在我们知道,海弗利克的"细胞复制器"就是"端粒"。改善衰老的潜能是通过端粒酶减少端粒缩短实现。

是的,现在更多研究表明,倘若我们能够改变端粒长度,我们也许可以延缓甚至逆转人类衰老。

端粒、端粒酶和细胞衰老

端粒(telomere)由美国遗传学家赫尔曼·马勒于 1938 年首次发现并命名,它由希腊语的末端(telos)和部分(meros)组成。两年后的 1940 年,细胞遗传学家芭芭拉·麦克林托克(因为玉米转座子方面的研究成果获得诺贝尔生理学或医学奖)的研究显示,端粒的功能在于保护多细胞生物中某些特定细胞的染色体末端。

端粒位于每一条染色体的末端,由几千个碱基对(核苷酸①)组成,其功

---

① 这些碱基或核苷酸编码遗传信息,它们拼出了我们染色体上的基因。DNA 由 4 种碱基构成:腺嘌呤(adenine,缩写为 A)、胸腺嘧啶(thymine,缩写为 T)、胞嘧啶(cytosine,缩写为 C)和鸟嘌呤(guanine,缩写为 G),这 4 种碱基已经足够决定生物的多样性。

能类似于鞋带的硬塑料帽对鞋带末端的保护作用。端粒是由特定的重复序列 TTAGGG（胸腺嘧啶、胸腺嘧啶、腺嘌呤、鸟嘌呤、鸟嘌呤、鸟嘌呤）组成,这段序列非常保守,在几乎所有物种间即使有区别也是很微小的。端粒 DNA 不编码蛋白质,因此常被认为是"垃圾 DNA"。但是,不编码蛋白质不代表端粒 DNA 功能不重要,这些错误的认识使我们误解了端粒的关键功能。虽然端粒只占整个染色体构成的很小一部分,但它的重要性毋庸置疑。

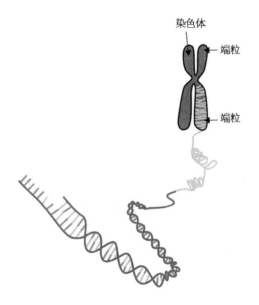

在此后长达几十年的时间里,科学家们一直无法对端粒的功能有进一步了解。1971 年,苏联科学家阿列克谢·奥洛夫尼科夫的研究取得了关键性成果。奥洛夫尼科夫教授住在（现在仍住在）一套位于莫斯科的小公寓里。有一天,在乘坐地铁上班的路上,他意识到染色体双链结构和地铁列车轨道十分相似。他大胆设想细胞分裂时染色体复制是否同轨道铺设一样。

DNA 复制和染色体合成依赖于 DNA 聚合酶的作用。DNA 复制起始时,DNA 聚合酶紧紧结合在模板 DNA 起始端,逐步合成 DNA 链,新生链随之延伸。就像地铁轨道铺设,铺轨机稳固地结合在预定轨道上,一点一点往前铺设轨道,但铺轨机不能铺设自身结合的那部分轨道。

设想一下,有人要用便携式扫描仪扫描**你**。他得紧紧地抓住你的手,按照从头至脚的顺序扫描。他如果要扫描你的手,那他就必须选择"放手",这样你必定逃走。同样,若 DNA 聚合酶想要"复制"它所结合的那段 DNA,那么"放手"后,其结合的这条染色体就会飘走了。

DNA 聚合酶参与的 DNA 合成只能朝一个方向进行$(5'\rightarrow 3')$,且必须紧密结合一小段模板 DNA 才能复制,因此,它所结合的模板 DNA 无法被复制。

奥洛夫尼科夫教授的观点在当时看来是奇思妙想,后来却被证实是完全正确的。大部分染色体复制时,会有一小段 DNA 丢失;染色体每复制一次就会变得短一点。这部分丢失的染色体就是 DNA 聚合酶紧紧结合的部位——其实就是端粒。被 DNA 聚合酶紧紧"抓着"的部分不能被复制,所以经过复制新形成的端粒比复制前的端粒短一点点。当你很年轻时(或者说你的细胞很年轻时),端粒大约有 15 000 个碱基对那么长。当这些细胞丧失分裂复制能力时,你的端粒可能只剩下 8 000 个碱基对的长度。奥洛夫尼科夫认为,端粒缩短也许就阐明了海弗利克极限的机制。

与此同时,奥洛夫尼科夫教授也发现,有些细胞确实从来都不会变老,比如说单细胞生物、生殖细胞和大部分癌细胞等。他认为这些细胞或者其他类似的细胞,肯定有某种方式能让酶"重新再回来",并复制染色体末端部分,复制那些起始时就被错过的 DNA 片段。后来,人们发现有一种酶能重新延伸端粒,该酶被称为端粒酶。端粒酶,可使某些特定细胞的端粒重新达到它们起初的长度。细胞利用端粒酶持续修复端粒,这样就能无期限地分裂。因此在不表达端粒酶的细胞中(比如说大部分体细胞),端粒会随细胞的每一次分裂而逐渐缩短。

20 世纪 80 年代,美国加州大学伯克利分校的研究人员伊丽莎白·布莱克本和卡罗尔·格雷德从原生动物四膜虫(*Tetrahymena*)中分离到端粒酶,证明了其确实存在并命名。四膜虫看起来像是一个很小很精致的水母[①]。

[①] Shelton, D. N. et al. "Microarray Analysis of Replicative Senescence." *Current Biology* 9 (1999): 939-945.

伊丽莎白·布莱克本、卡罗尔·格雷德和哈佛医学院教授杰克·绍斯塔克因端粒酶方面的研究成果共同获得 2009 年诺贝尔生理学或医学奖。可惜的是,奥洛夫尼科夫教授没有获得该奖项。

尽管端粒长度和细胞衰老有明显的相关性,二者之间的因果关系却一直没有研究清楚。直到 1999 年,科研人员发现在体外延长端粒长度可以重置细胞衰老进程[1]。但即便是这样,端粒在衰老相关疾病中发挥重要作用的想法还总是被人们不加思索地拒绝接受。究其原因,一部分是因为几乎没有实验数据能证明端粒长度与衰老之间的因果关系;另一部分是因为我们对端粒缩短和细胞衰老之间的联系知之甚少。此外,人们很难理解和接受一个全新而大胆的观念,甚至对科学家来说也是如此。因此,从“衰老”来看,在潜移默化之下,我们慢慢改变着对事物原有的认知。

奥洛夫尼科夫在密歇根州

阿列克谢·奥洛夫尼科夫出生于 1936 年,一生只离开过苏联一次。在 20 世纪 90 年代末,他在结束对德国东部的短暂访问后,受我和我妻子的邀请,乘飞机从莫斯科出发,在纽约转机前往密歇根州。从机场接他回家的路上,为了准备欢迎晚餐,我们在一个杂货店稍作了停留,他被杂货店里琳琅满目的商品震惊了。虽然我们家力行勤俭节约反对铺张浪费,但此刻我们可以感觉到,美国人民生活相对富裕。当我正在烤牛排时,暴风雨席卷了我们这一地区,顷刻间,停电断水。我摸索着点燃了一根蜡烛,妻子在黑暗中继续准备着晚餐,阿列克谢凝视着餐桌对面的我,用他浓重的俄罗斯口音开玩笑说:“你知道的,迈克尔,这种情况和莫斯科没有什么两样”。

---

[1] Shelton, D. N. et al. "Microarray Analysis of Replicative Senescence." *Current Biology* 9 (1999): 939–945.

基因表达决定了细胞利用染色体DNA的遗传信息转录并翻译成蛋白质和其他关键分子的方式。年轻的细胞有着年轻的基因表达图谱；老化的细胞有着老化的基因表达图谱。端粒每缩短一次，都会减缓基因表达速率。细胞会利用DNA和蛋白质、脂膜分子等物质给自己筑成一道铜墙铁壁。但是，上述结果导致了DNA修复和分子代谢循环速率逐渐减慢，从而加速了对细胞"铜墙铁壁"的损害。最终，细胞功能失调而不能再分裂；细胞既不能发挥它们特定的功能，也不能替换组织中它们周围凋亡的细胞。结果不出所料，我们的皮肤变薄，关节不听使唤，我们变老了[1],[2],[3],[4],[5]。

体细胞对比生殖细胞

除了生殖细胞，所有动物组织和植物组织都由体细胞组成。对于人来说，这些生殖细胞，分为男性的精子细胞和女性的卵细胞。大部分体细胞内不表达端粒酶，随着每次细胞分裂，端粒就会缩短。干细胞和癌细胞是个例外，它们能表达端粒酶。因此，它们端粒的长度不随细胞分裂而变。

有端粒酶的细胞可以一直维持其生长。没有端粒酶的细胞慢慢地走下坡路，细胞损伤无法修复，分子无法代谢循环，细胞无法再分裂。不管细胞死亡还是细胞进入到静止状态，其结果都是一样的：造成组织损坏和临床疾病。

---

① Hayflick, L. "Intracellular Determinants of Cell Aging." *Mechanisms of Aging Development* 28 (1984): 177–185.

② Hayflick L. Cell Aging. Chapter 2 in Eisdorfer C. (Ed). Annual Review of Gerontology and Geriatrics, Volume 1. Springer Publishing, 1980.

③ West M.D. et al. "Altered Expression of Plasminogen and Plaminogen Activator Inhibitor During Cellular Senescence." *Experimental Gerontology* 31 (1996): 175–193.

④ Shelton, D.N. et al. "Microarray Analysis of Replicative Senescence." *Current Biology* 9 (1999): 939–945.

⑤ Roques C.N., Boyer, J.C., and Farber, R.A. "Microsatellite Mutation Rates Are Equivalent in Normal and Telomerase-immortalized Human Fibroblasts." *Cancer Research* 61 (2001): 8405–8407.

衰老的端粒理论

每个人都是从两个生殖细胞融合形成的受精卵开始。受精卵迅速分裂,形成两个新的胚胎干细胞,然后分化形成不同类型的细胞。胚胎干细胞表达端粒酶,因此它们可自由地分裂而不会变老。新生儿有上万亿个年轻且健康的细胞。

端粒酶和癌症

端粒酶本身不会引起癌症,但可能是癌细胞分裂所必需的。因为,癌细胞产生端粒酶,所以它们可以无限分裂。一定程度上,这也是为什么它们如此危险的原因。1951 年,科学家们收集到海瑞塔·拉克斯(Henrietta Lacks)的宫颈癌细胞,她是一位生活在弗吉尼亚州的非洲裔美国人。几十年来,这些所谓的海拉(Hela)细胞已经被用于大量的科学研究中。粗略估算,大概已经培养了约 20 吨的海拉细胞,这也表明癌细胞和其他可能表达端粒酶的细胞都是长生不老的。海瑞塔·拉克斯和海拉细胞的故事,在瑞贝卡·斯克鲁(Rebecca Skloot)的《海瑞塔·拉克斯不朽的一生》(*The Immortal Life of Henrietta Lacks*)一书中有详细描述。

这些细胞中,大部分是体细胞,它们随每一次细胞分裂而加速变老。一小部分,也许少于十万分之一的细胞是"成体"干细胞,它们能任意分裂,创造出新的年轻细胞,但也仅限于几种细胞类型。当一个干细胞分裂成两个细胞,其中一个新细胞仍然是干细胞,另外一个变成了体细胞。这些新的年轻体细胞有着长端粒,它们随每一次细胞分裂而缩短,但干细胞在每次细胞分裂时会恢复自己的端粒长度,因此它们能够持续不断地供应新的体细胞。然而,这个过程常常不是完美的,因为即使是在干细胞中,其端粒也会缓慢地缩短。因此,随着我们变老,干细胞慢慢变得不太能够补充新的体细胞。例如,虽然百岁老人的干细胞仍然能够产生新的血细胞,但是生产质量与速率已无法与他们年轻时相比。

衰老的端粒理论现在已逐渐清晰明朗。大部分细胞不表达端粒酶,细胞分裂一次,端粒缩短一点。缩短的端粒会改变基因表达,最坏的情况是细胞死亡。我们所面临的衰老症状,从皱纹到罹患癌症的风险,再到患阿尔茨海默病,都反映了细胞的衰老,这多么简单,也多么复杂。

随着端粒缩短发生了什么

当端粒缩短,基因表达受到影响,细胞变老。为了弄清这是如何发生的,首先得了解一些细胞功能。

细胞中的一切都处在不断变化之中。每一分、每一秒,年轻细胞中的分子都在不断地被创造和破坏、建立与拆散,持续不断地循环利用。所有这些破坏和重建消耗了大量能量。但经过这样的破坏与重建,细胞中大部分的分子被更新,因此它们很可能处于良好的状态并能完美地发挥功能。细胞非常努力地工作,确保每一个分子都能正常发挥作用。

看上去,修复损坏的分子似乎比替换它们更加高效,但细胞并不会这样做。就和你一般不会修你的坏手机一样。如果损坏很严重,替换手机,或者说替换分子,才是既经济又简单的方法。

在多数情况下,分子的创造性破坏一般偏向有损坏迹象的分子,但也不完全如此。你的身体识别一个破损分子后,会优先标记破损。所有的分子都会以不同的速率被更新替换,包括功能正常的分子也被不断地分解,被其他正常功能的分子所替换。

虽然这个不断循环的系统非常高效,但也有不足之处:不断替换分子会消耗巨大的能量。另一方面,如果更替过程减缓,分子池逐渐被损伤分子所占据。这就是我们会衰老的核心所在。年轻人有着高代谢率，他们的分子不断更新；老年人的代谢率较低，其分子更新替换速率不够快。

想想如果手机合同从两年缩短到两个月将发生什么，那么你每两个月就会收到一部新手机。很有可能，你将**不再会有**损坏的手机。在一千部手机的池子中，几乎所有手机在任意一天都能完美地工作，因为没有一部手机使用超过两个月，但这样做也将会贵得离谱。

但如果相反呢？如果手机合同从两年加长到**二十年**呢，相信最终大部分人的手机将无法工作。因此，我们有两个极端的选择：我们花费大量金钱确保我们的手机总是正常工作，或者我们只花一点点钱，最后发现我们的手机都无法正常工作。

DNA 修 复

人体内只有一种形式的分子一生都在被修复，这种分子就是DNA。DNA——体内一切其他分子有且仅有的模板来源——无时无刻不在被检查、修复、复查。对于损伤从来都是零容忍。虽然监测和修复 DNA 的过程非常复杂且极消耗能量，但这个过程不可或缺。当细胞鉴别 DNA 损伤时，要么修复问题，要么停止所有可能发生的细胞分裂，防止 DNA 损伤造成的错误传递给子细胞。偶尔，当这个安全机制失效时，损伤 DNA 会遗传给子细胞，绝大多数就形成了癌细胞。因此，DNA 修复具有极高的优先性，因为不修复 DNA 的代价往往是整个生物体的死亡。

在活细胞分子中，情况也是相同的。分子替换的速率决定了细胞的功能水平。年轻细胞非常迅速地替换分子，大多数分子功能正常。一旦端粒缩短，基因表达发生变化会导致所需分子更替变慢。对于我们来说，这种更替变慢的后果是医疗灾难。如果分子更替速率过慢，大部分酶——我们细胞中主要的劳动力——将不再正常工作；大部分蛋白质将有缺陷；大部分脂类形成的膜将会渗漏。总的来说，一切都不能正常运行。

这就是衰老的细胞。

衰老细胞的核心问题不是损伤率升高，也不单单是"不断磨损"累积的伤害，而是来自更替速率降低所导致的损坏积累。细胞虽仍能工作，但是它们变得不那么高效，更易发生错误。当胞内基质（例如皮肤胶原蛋白）或骨头无法正常工作，会导致骨质疏松症。当细胞和其产物无法很好地运行功能，临床疾病的发病率可能会稳步升高，直到整个生物体崩溃。

简言之，细胞不会因为受损伤而变老；换言之，细胞因为变老而受损伤。

与其他衰老理论的关系

想想这意味着什么。准确地说，细胞**不会**被动积累损伤，而是随着细胞衰老，它们修复和替换损伤的速率减慢。明白了这些，衰老的端粒理论与第一章讨论过的其他衰老理论之间的关系就更加清晰了。

细胞损耗理论认为，细胞衰老是因为被动积累损伤。但实际上，不管细胞衰老与否，损耗总会发生。只有当损伤没有被及时修复时才会出现问题。年轻细胞修复损伤的速率赶得上细胞发生损伤的速率，而老细胞修复损坏的速率则慢于细胞发生损伤的速率。

端粒理论解释了为什么有些细胞能够避免损耗，保持年轻。我们现在知道，如果细胞持续表达端粒酶，那么年轻健康的细胞就能一直避免损耗。

线粒体自由基理论也很有道理。如前所述，能量生产过程产生的自由基对包括 DNA 在内的分子造成损伤。因为，细胞必须保证 DNA 完整性，所以将 DNA 限制和保护在细胞核内，将自由基限制在线粒体中可以显著降低遗传损伤的概率。

　　自由基理论认为，年轻的线粒体能有效利用氧制造能量，产生自由基的速率慢。但是随着线粒体的衰老，它们利用氧制造能量的效率变得低下，产生越来越多的自由基。这些自由基会损伤细胞，超过一定限度时，机体就会衰老。这一解释的不妥之处在于它将整个机体的衰老归因于线粒体的衰老。这也引发了另一个问题：为什么线粒体会先衰老？甚至引出更多的问题：为什么几千年来，发挥同样功能的生殖细胞的线粒体不会出现问题？因为生殖细胞能持续表达端粒酶，维持年轻线粒体的功能，因此它能保持年轻和健康。正如细胞一样，其中一些线粒体逐渐变老，但其他线粒体可以永久地保持年轻。

　　端粒理论解释了这些问题。人线粒体 DNA 包含 37 个基因，所有的基因都位于一个单一的环状染色体上——没有末端，也没有端粒！那么，为什么线粒体还会衰老呢？事实上，大部分线粒体发挥功能所需的蛋白质不是由线粒体基因编码，而是由细胞核基因编码，然后再被转运进入到线粒体中。因此，线粒体的功能实际上依赖于细胞核中的染色体，而细胞核中的染色体端粒会随时间而缩短，基因表达模式也会随时间而改变。随着细胞的衰老，它向线粒体提供蛋白质的能力下降。而当线粒体功能异常时，自由基的产生会增加。衰老也意味着组成线粒体膜和核膜的脂类的替换速率也降低，这使得自由基从线粒体中逃离，进而更加容易损伤 DNA。此外，捕捉和清除自由基的清道夫分子也随着细胞变老而逐渐丧失功能。随着衰老，细胞产生更多的自由基，它们越来越容易逃离线粒体，造成的损伤也越来越多。这时我们已没有能力捕捉清除自由基或修复损伤。所有这些自由基导致的衰老损伤问题都可以追溯到端粒上。

　　最根本的问题不在于衰老的线粒体，而在于一个由缩短的端粒驱动的衰老基因表达模式，使自由基将细胞各个击破。

　　现在，衰老的端粒理论可以总结为一句话：**细胞分裂，端粒缩短，基因表达改变，细胞修复和回收利用分子的速率变慢，损伤逐渐积累，细胞无法正常发挥功能。**

关于衰老的端粒理论的误解

活细胞是由英国"自然哲学家"罗伯特·胡克于三个半世纪以前发现的。他将之命名为细胞（cell）是因为当他首次在显微镜下观察植物细胞时，他感觉这些细胞看起来像是修道院里的小房间。也正是胡克首次向人们展示了大的生命形态，比如人，不是单一融合的生物体，而是由无数个微小的细胞组成。

细胞的发现是生物学和医学领域一个重要转折点。在胡克之前，人体被看作是一个单一完整的生命形态（gestalt）、一个不同器官和组织的集合体，共享某种神秘的生命力——**生命冲力**。然而，细胞概念的出现不仅让我们以一种全新的视角去看待生命是如何运行的，也为现代医学奠定了基础。

在接下来的几个世纪中，由于显微镜使人们可以直接观察到细胞，生物学的中心法则——活力论慢慢被细胞学说所取代。生物学开始关注于单一的基础构建单元——细胞。在 21 世纪，细胞理论听起来似乎已经是不证自明的，但奇怪的是，我们仍然倾向于从活力论的角度思考理论和临床干预手段。

最好的例证就是我们看待衰老的方式。医学病理学的一个标志是所有疾病从根本上都是**细胞病**。一旦我们了解了细胞内的病理过程和它如何影响相邻细胞，我们就对疾病有了基本了解。然而，很多人仍然坚持一个观念——衰老不是发生在细胞**内**的事情，而是在细胞**间**发生的神秘的、分离而又完形（gestalt-like）的事情，而细胞本身仅仅是无辜的旁观者。

疾病主要起始于细胞内，然后导致细胞间的次级问题，而不是其他方式造成疾病。

克服这种错误观念对普遍接受衰老的端粒理论至关重要，但这只是需要澄清的众多错误观念中的一个。在我能想到的所有理论中，没有一个理论会饱受如此多的误解和质疑。让我们来分析几个主要的误解和困惑。

误解一：端粒长度决定衰老

关于端粒理论，最常见的误解是端粒长度限定或者导致衰老。事实上，一个生物体的端粒长度几乎和它的寿命或它的衰老速率没有关系。正如很多研究者指出的那样，一些动物如小鼠，虽然端粒长，但寿命却短；而其他的动物如人类，虽然端粒短得多，但寿命却要长很多。

端粒理论并不表明端粒长度控制衰老——端粒长度与衰老无关。相反，是端粒长度的**变化**控制了细胞衰老。这一观察到的现象与实验数据得到的结果一致。关键问题不是你出生时端粒有多长，而是你的端粒缩短了多少，是端粒的缩短改变了基因表达。

观察小鼠和其他生物从出生到衰老的端粒长度变化可以清晰地发现：端粒缩短，或更准确地说，是端粒缩短的方式引起的基因表达变化，是整个生物体衰老的驱动力。

这也是端粒长度测定在预测临床应用价值有限的部分原因。只有在知道某一特定物种的某一特定细胞的平均端粒长度时，单个端粒长度才能用来辅助评估身体功能及身体的异常状态。例如，十几岁的青少年血液中白细胞的平均端粒长度是 8.5 千碱基对[①]，但到 80 岁时，端粒长度通常下降到 7.0 千碱基对。如果发现你白细胞的端粒长度只有 6 千碱基对，这就表明你的身体有麻烦了。但如果没有年轻和年老时的对比，那 6 千碱基对的长度其实无关痛痒，除非我们知道具体的背景情况。因此不是端粒长度本身，而是端粒长度的**变化**才与细胞的异常状态密切相关。

另外，端粒长度的有效性也取决于所选细胞的类型。有些细胞的端粒长度会随着我们变老而缩短，而有些细胞则不会。许多细胞一生都在分裂，比如动脉内膜层细胞、大脑神经胶质细胞、血液中的细胞、皮肤细胞、胃

---

① 千碱基对（kilo-base pair），遗传学中用于测量 DNA 或 RNA 的长度单位，等于 2 000 个核苷酸，原文误作 1 000 个核苷酸。——译者注

肠道血管内皮细胞和肝脏细胞。但是,还有许多细胞一般在出生前就已停止分裂,比如肌肉细胞和神经细胞。因此随着我们年龄的增长,它们的端粒长度也相对比较稳定。我们期望研究冠状动脉内膜层细胞的端粒长度如何缩短有一定的临床应用价值,但是,仅检测心肌细胞端粒长度几乎没有用。同样地,追踪脑细胞的端粒缩短毫无用处[①],但跟踪小神经胶质细胞的端粒缩短是有意义的。

误解二:细胞死亡是由于端粒散开

不管你在电视健康节目中看到了什么,端粒是不会散开的。这个常见的误解来自将端粒比喻成鞋带末端的金属箍/塑料帽。这个比喻暗含:当你变老时,端粒的塑料帽被磨掉,组成 DNA 的双链散开,染色体崩解,衰老细胞被杀死。

但是,实际情况并非如此。

（作者备注:我允许我的出版商在书的封面上加入一个鞋带图样,因为,鞋带末端的金属箍对于端粒来说是非常形象的比喻。但图片上金属箍不能显示有磨损的迹象。）

事实上,染色体从来不会散开,因为情况永远不会恶化到那种程度。早在端粒被用尽之前,细胞功能紊乱就达到了临界点。只有在最极端情况下,例如,第五代"端粒酶敲除"小鼠(端粒酶不能表达)的细胞丧失所有端粒,但这不会发生在正常衰老过程中。

现实生活中,即使你活到 120 岁,染色体也保持着相当好的形态。唯有染色体分解时才会出现磨损。

同样地,端粒缩短是细胞死亡原因的说法通常并不准确。短端粒细胞

---

① 实际上,即使在成年人中,一些神经元和肌肉细胞是可以分裂的,但是非常罕见。

的细胞功能确实不好,但是,这不意味着它们已经死亡。

误解三:衰老疾病与端粒无关

几乎总是有人会质疑,端粒不可能导致心脏病或者阿尔茨海默病。这个论点往往出自那些对临床病理学知之甚少,对生物学研究颇有建树的科学家。

对于心脏疾病,他们认为心肌细胞几乎永远不分裂,因此,心脏病不可能是端粒缩短导致的。

但心脏病病理学过程错综复杂。说端粒缩短不能导致心脏病,因为心肌细胞的端粒不会缩短,就像是在说,胆固醇不能引发心脏病,因为心肌细胞不会积累胆固醇。

冠状动脉内皮细胞的变化——端粒缩短**并**积累胆固醇——导致了心脏病,而不是由于心肌细胞的变化。也就是说,背后的病理学机制在于动脉,而不在于肌肉。心肌细胞不分裂与心脏病的病理无关。

对阿尔茨海默病的病理也存在着同样的误解:认为神经细胞几乎从不会分裂,因此,阿尔茨海默病不可能是端粒缩短引起的。

虽然说成熟的神经元不会分裂这一观点大致准确,但是围绕和支持这些神经元的小神经胶质细胞却会持续分裂,它们的端粒**确实**会随衰老而变短。小神经胶质细胞的端粒缩短与阿尔兹海默症有关,而且端粒缩短似乎发生在痴呆症几个重要特征(包括 β-淀粉样蛋白沉积和 Tau 蛋白缠结)出现之前。

在这里,将直接和间接的衰老相关病理做一简单区分十分关键。阿尔茨海默病和心脏病是属于间接病理学,而神经元和心肌细胞更是"无辜的旁观者"。直接衰老意味着衰老细胞导致自身组织的异常;间接衰老则意味着衰老细胞引起不同组织或不同细胞的异常。理解这种差别对于我们理解后续章节特别有用,尤其对我们理解端粒延伸的临床干预领域更是如此。在第五章,我将讨论端粒缩短和直接衰老相关的病理;在第六章,我将讨论端粒缩短与间接衰老相关的病理。

从理论到临床干预

> 所有真理都会经历三个阶段：第一阶段，被嘲笑；第二阶段，被激烈地反对；第三阶段，被理所当然地接受。
>
> ——亚瑟·叔本华（Arthur Schopenhauer）

人类生物学非常复杂，有关衰老的因果关系更要复杂得多。因果关系存在于很多层面，正如我们所见，衰老的本质可以从许多方面来解释。

在某种意义上，衰老不是由任何单一事件引发的。衰老是一个动态的和复杂的级联事件，没有单独起始的事件，也没有某个事件就是**明确的**衰老原因。也许，我们既可以合理地认为衰老是由自由基或者生物体积累的损伤造成的，或者衰老是有其他许多准确但又具有误导性的原因。我们也可以说衰老是由细胞内不完全修复和不完全循环利用导致的变化引起的，最终细胞的变化导致机体的变化，造成某些典型疾病发生的可能性增加。

但是，随着我们潜在的遗传缺陷或对疾病的易染体质的逐渐暴露，端粒不是诱发衰老的主要因素的说法或许最为准确。衰老不会引发疾病，但是，它确实会增加家族性心脏病风险的概率，比如，会让潜藏的异常状况浮出水面，引起死亡。衰老不会引发心脏病，但衰老确实让心脏病发生的概率增加。某种意义上，我们也许可以将端粒缩短或衰老看作是在湖面上航行，随着湖中水位的逐渐降低，接近水面的岩石和浅滩会慢慢露出来。这些遗传风险的浅滩越靠近水面，你会发现你越可能触礁失事。也许，你足够幸运，没有患动脉粥样硬化的风险，但还有其他一些遗传风险的浅滩可能让你搁浅。随着端粒缩短和衰老的继续恶化，一些看不见的风险迟早会出现，导致疾病，最终死亡。

不过,讨论这些因果关系并不是我的重点。作为一名临床医生,我所关心的不是因果关系,而是临床干预。我所感兴趣的是那些实用的、确定的和可以被测试的方法。

关键的问题是:什么是治愈衰老相关疾病的**最有效的临床干预切入点**? 这对一个临床医生,以及所有我们这些要经历衰老和衰老相关疾病的人来说才是最实际的。而且,说的再明确点,我实际上并不关心衰老的**起因**是自由基、宇宙射线、甲基化、端粒缩短或者任何其他的东西。我所想知道的不是原因而是临床疗法。这些因素中,如果有,哪些因素能够被用来干预衰老? 它们中的哪一个在治愈或预防实际疾病的时候是最有效的? 这个因素最好是可以被测试的。比如,如果我们认为端粒是最有效的临床干预切入点,那么我们可以通过给细胞提供端粒酶来验证这个想法。

衰老的端粒理论认为,干预衰老相关疾病的关键在于利用端粒酶重新延长端粒,从而将基因表达恢复到其最健康的状态。迄今为止,大部分医疗干预要么集中于症状,比如疼痛;要么集中于由基因表达变化引起的个别问题,比如炎症。这有限的关注点导致很多试图治愈衰老相关疾病的临床应用以失败告终。例如,在阿尔茨海默病的研究中,大部分的临床试验都在针对β-淀粉样蛋白和其相关分子,以及 Tau 蛋白。可以预料到这些临床测试不会成功,因为他们没有以更广阔的视角来看待驱动衰老细胞的问题。这些试验的目的在于治疗效果(比如β-淀粉样蛋白斑块),而不是起因(比如小神经胶质细胞的衰老)。这就像是尝试通过治疗发烧来治疗一种致命病毒的感染——我们也许降低了体温,但是病人仍然死于病毒感染。当我们想要试图治愈一种像阿尔茨海默病那样的疾病,只针对β-淀粉样蛋白的沉积是不够的。如果我们想治愈阿尔茨海默病,我们需要重置小神经胶质细胞里的基因表达,通常这将在第一时间阻止β-淀粉样蛋白的沉积。因此,过去的努力从来没有成功过也就不足为怪了,因为我们针对的临床靶标是错误的。

迈向衰老研究领域的共识

尽管端粒理论与实验数据相符合,也能够解释整体生物学衰老和衰老相关病理,但是它还是常常被人们、甚至是一些科研人员误解。许多人在没有理解端粒理论和临床病理学的情况下就妄加批评。这是可以理解的,因为这个理论真的很容易被误解。像我们在"误解三"中所述的那样,很多基础生物学领域的专家并不是人类疾病方面的专家。此外,已公开发表的文献资料也一直缺少对该理论的整体解释。

然而,这个趋势正在发生变化。我发现,老一辈的学者们对该理论批评不已,而年轻的学者们虽然还没有从理论上准确地理解它,却在日益接受这个理论。

对我而言,这些关于因果关系的学术讨论只是哲学层面的辩论练习,可以为酒桌上的交谈增添快乐,但并不具有实质意义。在最近几十年,我一直更多地关注那些直接指向临床干预的科学研究。我将在第四章详细讨论。

但首先,我想在此卖个关子——这本书的大部分内容都在描述我们是**如何**衰老的,而在紧接的下一章,我将会问一个令人惊讶的问题:我们**为什么会**衰老?

第三章
我们为什么会衰老

正如上一章所述，我们衰老是因为细胞每复制一次，端粒都要缩短，从而导致细胞功能越来越差。简而言之，这就是衰老的端粒理论。它会告诉我们是如何衰老的，这方面的内容你会在本书其他章节里看到。

然而在本章我想简单地提出另外一个问题：我们为什么会衰老？早期的衰老理论倾向于回避这个问题。如果我们仅仅是因为损耗或自由基而衰老，那么答案就很清楚。但是因为衰老是不可避免的，所以我们会变老。尽管我们尽全力去修复，但是当损伤累积至上限，最终还是会超越我们身体修复损伤的能力。

然而，衰老的端粒理论让为什么会衰老这个问题变得有趣得多。有些细胞，例如生殖细胞和干细胞，有编码端粒酶的基因，它们可以表达端粒酶。但是，有时它们又不表达端粒酶。显然，衰老本身不是一个无法避免的物理过程，实际上生物体被**设计**成会衰老。生物体是有目的地衰老。

演化的思想

演化比你们聪明得多。

——演化生物学家莱斯利·奥格尔（Leslie Orgel）

每当我们问为什么生物界会发生自然选择时，我们实际上问的是一个演化问题。这个星球上，每一个生物体都是数十亿年演化的结果，身体的每一个部分都是演化的结果。如果衰老本身在物种演化过程中毫无意义的话，那么生物体就不会演化出衰老了。不知何故，也许衰老使基因更可能被复制，使物种更有可能存活下来。

也许有人会问演化为什么可以像是一个无止境的儿童游戏，但是在生物学上，通常以演化作为最终解释。例如：

问题：我们为什么会感到饥饿？

回答：因为我们有一段时间没吃东西了。

问题：不吃东西为什么会让你觉得饥饿？

回答：因为不吃东西，身体产生较少的瘦素，瘦素变少让你感
　　　觉饥饿。

问题：身体为什么会让你感到饥饿？

回答：因为不会感到饥饿的动物不会努力去寻找食物，也不能
　　　存活下来去繁殖后代，而能感到饥饿的动物们能够存活
　　　下来。人类从他们的动物祖先那里继承了这一特征。

请注意，很诱惑人的是，身体"想要"你去吃东西，或者说演化"想要"让你吃东西。我偶尔会用这种简略的表达方式，但记住说"想要"只是为了方便。演化不"想要"任何事情，但如果不吃东西，基因无法存活。这一章，我们问"身体为什么想要变老？"，这只是简略的说法。真正的问题是：为什么存活率高的动物寿命长，而生殖率高的动物寿命短？为什么衰老会使物种（及其基因）更有可能存活下来？

因为多细胞动物在数十亿年前就开始衰老，任何关于"我们为什么会

衰老"的回答在本质上都只是猜测。但是，问这个问题可以教给我们很多关于演化推理和演化过程的本质。

演化的成本效益

为什么狮子不跑得更快点儿？狮子短时间内的奔跑速度可达每小时 50 英里，但它们的猎物也跑得同样快。角马的奔跑速度也可达每小时 50 英里。斑马和南非黑色大水牛的奔跑速度约为每小时 40 英里。狮子通过追捕猎物而存活下来，为什么它们没有演化得与非洲猎豹一样快呢？非洲猎豹奔跑速度达到每小时 70 英里。

因为演化是一个权衡取舍的过程。非洲猎豹之所以跑得那么快，这与它的身体结构有关，身体瘦长、头很小、腿又长又细等都非常符合空气动力学。极大的心脏、肺部和鼻孔允许发力奔跑时肌肉储存更多的氧气。但是，有得必有失，这种奔跑很伤元气。而且与大部分食肉动物相比，非洲猎豹的头小意味着更小的牙齿和更弱的下颌力量。

狮子跑得更快可能更容易捕获猎物，但因此身体肌肉变少以便更加符合空气动力学。而这个跑得更快的狮子因为肌肉少而可能成为与其他狮子竞争的牺牲品，从而不能存活，不能繁殖后代。

我认为关键是要理解为什么演化朝某一方向前进，首先有必要了解成本和效益之间种种权衡取舍。

这也给我们带来了生物体为什么会衰老这个问题。寿命无限长和繁殖无限多难道不是一个巨大的演化优势吗？理论上，不会衰老的生物的种群数量可以比会衰老的竞争者多出好几倍。

事实上，衰老成本比看上去的要低得多。不同物种的寿命有着很大不同，大部分生物活不了一个完整的生命周期，未到年老就死了。饥饿、种间竞争、捕食、疾病和癌症等早在衰老之前就扼杀了大部分生物，因此衰老不是它们的死亡因素之一。"衰老成本"只适用于那些死于衰老的生物。

其次,还有另一个更微妙的因素。特定生物只在其有限的生态圈内生存并保持一定数量的物种。例如,限制鹿群数量的,不是鹿群的繁殖速率,而是食物和捕食者的多少。假设一个既定区域内可以存活 1 000 头鹿,如果突然增加 1 000 头鹿会发生什么?饥荒和捕食将很快使鹿群的数量减少到 1 000 头。

考虑到这一点,设想一下有一小群不会变老的鹿群无限繁殖。不会变老的鹿群仅占整个正常衰老鹿群的很小一部分。正常衰老鹿群,像其他物种一样,随着环境变化不断演化,而不会变老的鹿群产生的后代仅能代表早期演化阶段。因此每一世代中不会变老的后代都会比上一代更难适应新环境,这些不会变老的鹿群将很快被淘汰。

最后一点是衰老演化问题的关键。长寿命物种不像短寿命物种那样很快适应环境变化。这有点像汽车的转弯半径——如果转弯半径比较短,汽车转弯角度也小。如果长寿命物种繁殖后代较晚,那么该物种的“转弯半径”也许就跟不上其物理或生物环境的快速变化。倘若温度、氧气含量和酸碱度等物理环境变化,生物体需要随环境变化而改变。如果生物竞争或者被捕食物种快速变化,短寿命物种可以更快地适应环境变化,也更可能存活下来。另一方面,如果物理或生物环境是稳定的,那将非常有利于长寿命物种存活。寿命和衰老速率不仅要很好地调节以适应环境,也必须很好地适应环境的变化。

因此,从以下两点可以看出,“长生不老”的效益远比看上去的要低得多:首先,大多数生物体的死亡发生在衰老之前,这很大程度上降低了生物体对环境的适应性,长生不老减慢了演化速率;其次,衰老对整个物种而言大有裨益,但对于个体而言,其代价——衰老和疾病——是很高的。

纵观历史,我们有时认为衰老只是多细胞生物的一部分。但事实是,有些多细胞生物(如水螅)不会衰老,而有些单细胞生物(如酵母)会衰老。

多细胞生物的困境

大约 10 亿年前,单细胞生物出现后的约 26 亿年,演化出了多细胞生物。早期的多细胞生物是以协作群体的形式形成统一的整体,这种协作群体方式比单细胞生物体更有利于茁壮成长。

随着演化进程,多细胞生物最终学会了区分细胞,允许更复杂的生物体有专门的生殖细胞负责繁殖。可想而知,这种变化对于多细胞生物是多么不容易,几十亿年来,生物在演化过程中为对付环境形成了存活策略和繁殖策略。例如,单细胞生物以最快速率进行繁殖,以确保能淘汰那些生命力不强的单细胞生物。

现在,作为多细胞生物生命形式的一部分,细胞必须适应非常不同的行为方式,必须发挥正常功能以支持整个生物体。它们只有在整个生物体需要时才分裂。所谓癌细胞就是分裂得太快的细胞,不管生物体需不需要它分裂,最终它们会杀死生物体。因此违背生物体意愿而选择增殖的细胞迟早会被淘汰,小心控制细胞增殖的生物体则会存活和繁荣。

多细胞生物已经演化出可以控制细胞增殖的能力。这种控制的机制是什么呢?细胞衰老是其中的部分机制。

海弗利克极限是一种严酷但强有力的控制细胞增殖的手段。细胞分裂一定次数后不再增殖。随着细胞每分裂一次,端粒缩短,大约分裂 40 次[①]后,大部分细胞不再分裂。这种控制细胞分裂的机制也需付出代价:衰老和衰老引起的死亡,但是,正如我们先前所见,也许并不一定需要付出很高的代价。从演化的角度来说,这代价也许有些好处,可以对物种演化的速度进行微调,进而适应环境的变化。

我们为什么会衰老

我们为什么会变老的完整答案可能永远是个谜,衰老也许是演化的产物:是一种提高物种迅速适应环境变化的方法。因此,如果演化"选择"了

---

① 实际上,典型的人原纤维细胞的细胞分裂 40 次,每个物种和每种细胞形态有着特定的复制极限。

衰老，那么科学家是否能开发工具来部分或完全"不选择"衰老呢？这就引出了下一章，在下一章我们将把理论抛诸脑后，转而关注衰老的端粒理论应用在改善人类健康和延长人类寿命等方面的进展。

第四章
寻 求 永 生

旧理论永不消亡，他们的支持者却会。

——无名氏

近 25 年来，医学已经濒临转型边缘。直到 1990 年，海弗利克、奥洛夫尼科夫和哈利等科学家们的研究才让我们对细胞衰老有了基本了解。然而，用细胞衰老解释**人类**衰老的猜想才刚拉开帷幕。端粒可能有助于治愈衰老相关疾病的想法至多是一个谨慎的梦想。

建立新的学说既需要数据，也需要决心和耐心。衰老的端粒理论也不例外。新的理论不仅要以**正确**的数据为支撑，还要经得起时间的考验，这样才能被人们所接受。当我们走近世纪之交，新一代的科学家和医生们开始以崭新的视角对衰老和衰老相关疾病的发生进行研究，并以此建立自己的职业生涯。

充满希望的开端

1990 年，迈克尔·韦斯特创立了基于端粒研究的生物科技公司——杰龙。他关注细胞衰老对人类疾病的影响，因此，杰龙最初的目标是找到干预衰老过程的方法。迈克尔对衰老进程的理解颇具天赋,他努力向投资者们传达了大胆的设想:将蓬勃发展的端粒生物学从实验室应用到临床。

杰龙一词来源于希腊语词根衰老,杰龙公司是第一个直接针对预防和逆转人类衰老的生物科技公司。1992 年,杰龙聘请卡尔文·哈利教授作为首席科学家。最终,通过端粒研究开发的潜在临床干预措施为杰龙带来了大部分专利。杰龙有三个主要目标:

- 通过激活端粒酶治疗衰老和衰老相关疾病
- 通过抑制端粒酶治疗癌症
- 发展干细胞疗法

意料之中,许多人难以接受端粒缩短引发衰老**和**可能改变衰老进程的想法。在最初十年里,即使有人认为这样的想法可能实现,但该想法几乎没有可靠的数据支持。对投资者和董事会成员来说,他们很容易理解癌症疗法的潜力,但很难相信我们可能会扭转细胞衰老过程,并发展有利可图的衰老相关疾病的疗法。甚至包括伦纳德·海弗利克等领域内的关键人物都对端粒酶可能在人类衰老中起作用的观点持保留意见。这种固有的守旧性和由此导致的谨慎财政决策反映了整个 20 世纪 90 年代大部分科学界的意见。

尽管如此,对我们这些看到了端粒酶治疗人类衰老和疾病潜力的人来说,最初的十年是杰龙风头正劲的十年。那段时间,杰龙公司侧重于了解端粒酶的作用机理,确定其辅因子,积累多种细胞和物种中端粒长度和细胞衰老相关性的数据,以及其他细枝末节的问题。他们对癌症细胞和干细胞的端粒进行了重要研究。1999 年,杰龙公司终于找到了答案。他们发现端粒缩短不仅仅与细胞衰老相关,更是导致细胞衰老的元凶。

要想跟上迈克尔·韦斯特的脚步总是很难的,这并不仅由于他智力超群的原因。他可能在办公室整理专利,可能在实验室进行细胞计数,但同

样有可能在巴黎谈论干细胞或在新加坡讨论衰老的细胞。杰龙公司走廊
里的世界地图上订满了各色大头针,似乎是要试图追踪他的足迹,而迈克
尔·韦斯特到底身在何方?

无论迈克尔在哪里,他始终比其他人先行一步。

1993年,杰龙公司邀请我飞赴加州,让我看了他们未发表的大多有专
利的数据,并就端粒酶对衰老和疾病的临床潜力与我进行了多次讨论。甚
至在那时,我们中有些人就已经清楚地看到端粒酶研究对于疾病治疗的巨
大潜力。看到杰龙公司研究的重要性,其首席执行官罗恩·伊士曼(Ron
Eastman)想让我记录下那段历史,但这些想法比公司本身更重要。这本
《逆转人类衰老》,是第一部记载着我们逐步理解衰老为何发生以及如何发
生的书籍。

作为唯一与杰龙公司合作的医生,我负责提供临床指导。不仅如此,
我也是杰龙公司少数像迈克尔·韦斯特一样完全相信我们真的能治疗衰
老相关疾病的人。我是一个乐观主义者、一个理论家和一个向公众讲故事
的人。我看到了更广阔的蓝图,并能理解整个衰老学说及其临床意义。作
为一名医学教授,一名讲解衰老生物学课程的大学老师和一名研究员,我
能够向临床领域和公众清晰地解释衰老的端粒理论。

在杰龙公司工作期间,我住在我的朋友卡尔文·哈利和他的妻子在帕
罗奥图(Palo Alto)的温馨的家里。我们花了很多时间讨论衰老科学和我
对衰老过程的临床理解。一天晚餐时,我指出,我们对端粒的了解有望构
建一个单一的、统一的衰老学说。我认为,端粒是衰老疾病临床干预最有
效的切入点,它将使我们能够防止和治疗大多数衰老相关疾病,而现有药
物对此类疾病几乎没有任何帮助。但我惊讶地发现卡尔文对于端粒酶成
为有效的医学新疗法不尽同意。我请他估计一下端粒酶在所有可能对衰
老过程起作用因素中的重要性所占的比例。他回答:"不会超过15%。"尽
管卡尔文是杰龙关键的科学带头人,他跟许多同事一样对端粒酶的临床潜
力持悲观态度。更具讽刺意味的是,虽然杰龙的视野在未来十年逐渐变得

局限,卡尔文自己却变得更加乐观。

这是多么令人陶醉的时刻。

我们大多数人都认为好像要有什么重大的事情发生。杰龙公司的科学家认为,端粒可能控制细胞衰老,我和其他一小部分人则强烈怀疑其影响远远超出细胞的衰老。作为一名医学院教授,我花费数年时间不仅仅试图了解人类衰老,更试图找到治愈衰老疾病的方法。端粒生物学和细胞衰老为我们提示了一条新路线,使我们能将衰老过程拼凑成一幅连贯而清晰的蓝图,让越来越多的人分享。

在此成败关头,还有一些比科学地理解衰老更重要的事。正如 19 世纪的物理学家认为他们"几乎"完全理解宇宙——20 世纪早期相对论和量子力学改变了一切——生物学家和医生也以为他们"几乎"理解了衰老。而现在端粒生物学改变了一切。但革命性的变化远不止于仅仅对细胞衰老进行更精细的了解。

不管我们如何了解衰老,在医学和生物学的博大精深面前,我们永远是小学生。可能有一天我们完全理解了衰老的所有分子细节,甚至可能使用这些知识延缓衰老过程,抑或对阿尔茨海默病和动脉粥样硬化提供治疗,我们也不能扭转或阻止衰老过程。

或者我们有这个可能?

那让我们对重新理解衰老有令人意想不到的启示作用。

对于那些观察更仔细的人来说,端粒和细胞衰老不仅能解释我们如何衰老,更暗示着我们可能通过恢复端粒长度,逆转细胞衰老,从而治疗人类衰老相关疾病。也就是说我们可能扭转人类衰老。

作为一个临床医生,我关注的从来不仅仅是纯学术。我的目标实际,并具有临床意义。我想要改善人们的生活。我想要找到针对衰老相关疾病的有效切入点。我一直在写一本关于衰老过程的医学教科书,但受到端粒研究及其对临床医学前所未有的影响,我搁置了这本教科书。取而代之,我决定写迄今为止第一本解释我们可能如何扭转人类衰老的书。

杰龙公司允许我自由访问他们的数据，但是 1995 年之前的大部分数据很初级。我们确信端粒缩短在细胞衰老中起作用，但它是导致细胞衰老的原因还是细胞衰老的结果呢？很明显，年轻细胞端粒长，而老细胞端粒较短，但是衰老和端粒缩短两个事件到底谁先发生呢？我们猜测，端粒缩短某种程度上改变了基因表达从而导致细胞衰老，但这一观点尚未得到证实。

虽然我们尚未获得确凿的实验数据，但衰老的端粒理论是优雅的、一致的，人类医学的潜力是惊人的、前所未有的。当然，我也可以先空口解释理论，然后等待可用的研究数据，这样的话这本书的大部分内容就是空话连篇、纸上谈兵，而不是凿凿有据的摆事实、讲道理。显然，这本书不是简单的科学教科书——正如十年后我为牛津大学出版社所写的——而是一本为普通大众所用的书。所以我不仅需要解释细胞衰老学说的有限性，更要将人类衰老的全面理论向大众推广，因为这可能对所有人都很重要。

这是个困难的任务。

衰老科学分为两派截然不同的阵营，两派阵营互不信任。其中一派阵营由鱼龙混杂的热衷者们组成——夸夸其谈的门外汉和几个专家们——他们常被认为是边缘人群。这一派人往往无视科学数据，常常声称这种那种神奇的食物或流行的药物可以防止衰老。另一派阵营则由富有思想、思维严谨的研究者和临床医生组成。他们对热衷者一派所说心存疑虑，不愿与之扯上关系，并竭尽全力与他们保持距离。

热衷者一派基本上每年都举行大型集会。这些集会通常会有几十个、甚至上百个销售摊位，充满激情的发言人做着几乎没有任何事实依据的浮夸演说。热情的支持者们投入了极大的努力，试图改变国家监管限制和研究优先权，以满足自己的私利。国家衰老研究所（National Institute of Aging）的领导曾向我坦言，热衷者一派中的某一些少数核心人士"曾多次竭力阻碍国会对衰老研究的支持"。他指出，一些国会议员已经想当然地开始认为狂热者们代表了整个研究团体，国会并没有什么理由支持衰老研究这一"疯狂的想法"。鉴于此，科学和医学一派唯恐国会一竿子打翻一船人,被看做一丘之貉,小心地疏远这些看似为衰老带来福音的群体。

"抗衰老药物"会议每年都会举办,知名度不小,我和迈克尔·韦斯特曾参加过一次。各种演讲声称磁铁、晶体、冥想、去离子的水或维生素补充剂都会扭转衰老过程,但这不是科学,而是魔术。

不幸的是,这两个阵营中几乎不存在中立派,双方缺乏共识、妥协、尊重和理解。无论我如何小心解释端粒学说及其改变人类衰老的前景,都冒着被两个阵营视为过街老鼠的风险。挑战是艰巨的:我该怎样向公众解释研究数据和生物学意义的衰老及其对医学和社会的空前启示呢?像大多数研究人员一样,大部分公众对衰老有无数种设想。其中最重要的设想是:衰老是不可逆转的。

想要准确地传达信息是很困难的。

全国医疗记者采访我时,也只提及线粒体的相关研究而完全忽略端粒。大书店里将《逆转人类衰老》视为养生指南,把它放在饮食区的书架,要知道饮食与细胞的衰老或端粒毫无关系。媒体认为衰老与自由基有关。公众认为衰老可以通过正确的饮食改善。他们根本不信有什么能真正改变衰老。

1996 年 4 月,我在美国国立卫生研究院(National Institutes of Health,NIH)发表演讲时发现,我面对的是台下几百名对衰老各有偏见的医生和研究人员。

"当讲座结束时,如果你草率地认为人类衰老能够逆转,那么这是不合理的。然而,当讲座结束时,如果你武断得认为人类**不能**逆转衰老,这也是不合理的。唯一合理的做法是,虽然你不知道能否逆转衰老,但你可以通过查看研究数据来判断。现在让我向你们展示关于衰老我们都知道些什么吧。"

《逆转人类衰老》不只是第一本解释我们如何可能逆转衰老的书,它还引发我们对医疗和社会影响进行前所未有的思考。如果我们重新延长端粒,我们还会衰老吗?如果我们逆转衰老,对世界人口有何影响呢?生活成本呢？延长寿命是否存在伦理上的争议？这本书不仅基于明确的科学数据，还预测了未来数十年内可能的临床应用。1996 年，我曾预测在未来一到两个十年内改变人类衰老的第一种药物将应用到临床试验中。没想到十一年后这就成为现实。2007 年春天，端粒酶激活剂首次开始人体临床实验。

增加的位数

杰龙公司首席科学家卡尔文·哈利渐渐开始相信端粒学说对人类医学发展的潜力。此时，他送给了我一份礼物。他买了一把厨房凳子，在凳子表面精心雕刻有一个 DNA 双螺旋结构图和端粒序列 TTAGGG，然后在凳子底部手绘了他名字的首字母和一组数字：01994。"你知道为什么我在年份前多加了个零吗？"他问。"因为如果延长人类寿命的理论是对的话，我们可能需要在日期记录位数前多加一位了。"

这本书的出版既是诅咒也是福音。出版前我已预想到许多读者都会掉进两个对立的阵营：相信的人会狂热地过分解读此书，而不相信的保守派人士根本不会认真阅读此书。有些人把随意揣测当作事实；而另外一些人将事实视为异想天开。尽管如此，仍有很多人看这本书。正如我周游世界讲课一样，我的目的是确保人们能够理解端粒学说和其医疗潜力。

有时候当人们看到超越事实的东西时，会因其夸张而变得愤怒。有一次我前往史密森学会（Smithsonian Institution）做报告，当我正在展示我的研究工作时，有一位看上去不耐烦的听众十分质疑我的工作。他站起来非常生气地问到。

"福赛尔**博士**，"他皱着眉怒视着我说，"您研究的每一步都只是在细胞中和实验室内做验证，却从来没有尝试进行过人体临床试验！难道不是吗?"他得意扬扬地站在那里,仿佛以为已经把我逼入死角。

"你说的很对,谢谢。问得非常好。我无法更好或更简洁明地回答。"我边说边观察着其他听众。"还有下一个问题吗?"

他深感失望,但事实胜于雄辩。

鉴于衰老领域的文化鸿沟,此书的科学反响是可预测的。有些人完全不在意,很多人甚至都不会去读。(很多研究者仍然不知道衰老的端粒理论是谁最先发表的。)有些人仅仅会因为此书的纯理论性推测而加以攻击批评。

说也奇怪,**科学发展依赖于推测**。

好的假设需要实验验证,但若没有假设何来验证呢。我很清楚我们已有哪些数据以及缺乏什么数据——当然前提是清楚我们的假设是什么。任何理论都得是可验证的,否则称不上科学。端粒理论完全是可验证的,但说来奇怪,很多批判性的回应并不是因为我的理论是不合理或是错误的,而仅仅因为它还没有被证实。诺贝尔奖获得者卡罗尔·格雷德在 1996年给我写的信中提到:

> 端粒缩短与细胞衰老相关;但还没有证据显示端粒导致细胞衰亡。更进一步说,细胞衰老与人类衰老没有直接联系。

有些批判远比这更为严重。两位著名的端粒研究学者——在写给出版商的信中用到同样的文字——说我的衰老的端粒理论是"对科学和科学教育的侮辱",并且强烈要求撤回——甚至禁止出版此书。

我感到十分震惊。也许打破前人固有范式的标志并不仅仅只需要支持数据,还需要在对其进行实验验证**之前**打破人们固有观点。

> 越多的无知,越僵化的教条主义。
> ——"现代医学之父",威廉·奥斯勒爵士(Sir William Osler)

直到 20 世纪 90 年代中期,人们越来越清楚端粒是细胞衰老的核心因素,但是最需解决的问题是如何将细胞衰老与人类衰老相关联。更重要的是,我们能否运用现有知识治疗这些衰老相关疾病? 对一个细胞生物学家来说,衰老是一个学术问题,但在实验室之外,这些问题涉及有真正医学问题的真实个体。病人并不是想知道端粒酶如何延伸端粒,他们想知道端粒酶是否能延长寿命。

科学家处理细胞,而医生解决痛苦。

衰老是一个抽象的概念,但对医生——或迟早对所有人来说——衰老是具体的。老年痴呆、心脏疾病、关节疼痛和恐惧等都是衰老的后果。最重要的事情不是细胞也不是衰老,甚至不是医疗疾病,而是我们如何**干预**衰老。衰老时,这些疾病在削弱我们的生命力,我们能否治愈呢? 我们能否延长我们所爱的和关怀的人的寿命呢?

我并不是要**理解**衰老,而是要**应对**衰老。

我写过好几篇较有影响力的医学论文,其中第一篇论文介绍了衰老的端粒理论总论,暗示我们可能通过端粒酶治愈衰老相关疾病。我将端粒酶视为一种可以直接在细胞水平重置衰老进程的方法。我在《美国医学协会杂志》(*Journal of the American Medical Association*,*JAMA*)上的一篇文章总结了一些数据,并举例说明端粒酶如何给予我们治愈衰老相关疾病的能力。这些最先发表的经同行评审的论文试图论证端粒缩短并不仅仅导致细胞衰老,也导致人类衰老,**且**端粒延长可以治愈衰老相关疾病**并逆转衰老进程**。

医疗机构像很多学术研究机构一样,十分赞同我的观点。但我们仍需要更多数据。

在我这些前沿医学论文发表后的几年内,杰龙公司证明端粒酶确实可以在细胞水平重置细胞衰老。在此之前,这项工作很大程度上是纯理论性的。目前为止的工作进展——不管是杰龙公司的初步成功,还是衰老的端粒理论——都依赖于实验室的工作。卡尔文·哈利带领他的团队也取得了一些进展。卡尔文的工作远远不止是强调端粒与细胞衰老的联系,他和同事们证明端粒缩短不仅与细胞衰老相关,更重要的是它**导致**了细胞衰老。

到1999年,我发表在《美国医学协会杂志》上的文章中的假说被杰龙公司的实验室证实了。

关键是,卡尔文发现当用端粒酶重置端粒长度,使老细胞端粒恢复到年轻细胞的水平时,老细胞与年轻细胞变得不可区分。简单来说,端粒长度的改变并不是简单地与细胞衰老有关,还应当对细胞衰老负责,并且端粒长度可以被重置。在人类历史上,我们第一次真正地逆转了人类细胞的衰老。利用端粒酶,我们可以回拨生命的时钟,使老细胞变得年轻。

1999年,杰龙公司的科学家们发表了创造历史的论文[1]。他们发现一旦重置衰老的人类细胞的端粒长度,它们的海弗利克极限以及基因表达模式也被重置。衰老的人类细胞将再次像年轻细胞一样。衰老不再是生命不可改变的事实。细胞衰老现在可以被随意重置了。虽然这些现象仅仅发生在细胞中而不是在患者中,但是这是细胞衰老第一次被逆转,也是向临床治疗迈出的重要的第一步。

继初始研究后更多更深入的工作纷纷而至。下一步就是要逆转人类组织的衰老。没过多久,人们便证实最初的结果并非机缘巧合。

在世纪之交的几年里,杰龙公司和一些研究实验室在几个实验中发现细胞以及由这些细胞构成的组织的衰老可以被逆转。以最常见的人类皮肤细胞(成纤维细胞和角蛋白细胞)为例,如果取老人的皮肤细胞进行培养,它们会形成与老人同样类型的很薄很脆弱的皮肤组织;如果取年轻人的皮肤细胞进行培养,则形成与年轻人同样类型的较厚、组成复杂的皮肤组织;但是如果重置老人皮肤细胞的端粒长度,经培养后它们则形成与年轻人类似的皮肤组织[2]。简言之,我们可以逆转已经衰老的皮肤细胞的衰

① Shelton, D. N. et al. "Microarray Analysis of Replicative Senescence." *Current Biology* 9 (1999): 939-945.

② Funk, W. D. et al. "Telomerase Expression Restores Dermal Integrity to *In Vitro*-Aged Fibroblasts in a Reconstituted Skin Model." *Experimental Cell Research* 258 (2000): 270-278.

老过程，并让其生长为年轻的皮肤组织。

在人类血管细胞中也得到了类似的结果。用老血管细胞可以产生年轻的血管组织[1]，以及用年老的人类骨骼细胞培养产生年轻的骨骼组织[2]。综上所述，当老细胞端粒长度恢复到与年轻细胞一样时，它们形成的组织具有与年轻组织类似的形态和功能。

逆转细胞衰老的同时也逆转了组织衰老

进入 21 世纪，杰龙公司克隆出了端粒酶的两个核心组分的基因（hTERT 与 hTERC 共同组成端粒酶蛋白），**并**学习如何有效地利用端粒酶基因。虽然离临床应用还有距离，但是利用这些工具，杰龙公司已经能在实验室重置人类端粒长度。核心问题已经不是逆转**细胞**或**组织**衰老，而是逆转整个活的**有机体**的衰老。这是端粒酶治疗手段从实验室转至人体临床实验的重要阶段。衰老的端粒理论基础扎实，实验技术很成熟，现在开始准备好尝试帮助人类治愈疾病。

端粒酶延伸端粒并重置细胞衰老。它有两个活性组分：具有酶活性的 hTERT（人类端粒酶逆转录酶）以及模板部分 hTERC（人类端粒酶 RNA 组分），模板指导端粒酶如何精确地将 DNA 碱基以特定的顺序掺入端粒中。hTERC 像是设计蓝图，而 hTERT 负责实际工作。二者对于延伸人类端粒都十分重要。这两个组分对于端粒酶的重要功能（包括临床干预）必不可少。此外，还有几十个其他蛋白及辅因子对于调节、控制并长期维持端粒十分必要。想要紧跟最新研究进展是不可能的，因为几乎每周都有新文献详尽阐述新发现的因子，并且新进展似乎没有减速的迹象。

即使很多数据证实了衰老的端粒理论的正确性，一些其他因素开始减

---

[1]　Matsushita, S. et al. "eNOS Activity Is Reduced in Senescent Human Endothelial Cells ." *Circulation Research* 89 (2001): 793 - 798.

[2]　Yudoh, K. et al. "Reconstituting Telomerase Activity Using the Telomerase Catalytic Subunit Prevents the Telomere Shorting and Replicative Senescence in Human Osteoblasts." *Journal of Bone and Mineral Research* 16 (2001): 1453 - 1464.

缓我们将现有的研究进展应用到疾病治疗的步伐。虽然很多人不理解衰老的端粒理论或其应用，但这并不是问题所在。科学进步的衰落时有发生，问题不在于科学，而在于人的本性。

分崩离析

有一个古老故事，说的是一个小镇里第一次出现汽车。一位老人看着汽车问道，"马在哪儿呢？"开车的人解释说汽车并不需要马，并向他解释汽油引擎如何工作。"那么，很好，"老人说，"但是马到底在哪儿？"

当杰龙公司向世人展示端粒是细胞衰老的引擎时，或多或少与这情形类似。并不是衰老可以被重置这个想法本身令人费解，而是人们从未听说这个概念。很多人完全忽略端粒酶的研究和应用前景，因为他们认为逆转衰老的想法明显不合理。这很不幸，因为端粒酶研究有深远的应用价值：它不仅仅可以逆转细胞衰老，更可以治愈与衰老相关的疾病。

在某些情况下，甚至那些直接参与端粒与细胞衰老研究的人也很难领会其应用前景。杰龙公司的很多人尽管知道了实验数据，尽管与关键人物紧密协作，依然难以相信端粒酶不仅在细胞衰老中起作用，而且在人类衰老中起作用，更不用说相信延伸端粒可作为延缓衰老的临床干预手段。正如我们将看到的，这个问题——不相信数据的应用价值——是阻止实验室研究向临床转化的关键因素。

在接下来的十年中，原本渴望参与端粒研究的生物技术公司投资人都半途而废，因为他们很难相信我们的实验结果所展现的事实。若应用前景只是一系列可能影响细胞衰老或癌症的实验，投资人会感觉满足。一旦涉及人类衰老临床试验，投资人便无法跨越衰老不能改变的思想鸿沟。就像那个看到第一辆没有马的四轮马车的老人，他们无法说服自己去相信世间有不用马的马车。

必须得有匹马。

对病人来说,不幸的是,忽略临床潜力的人也是为杰龙公司做战略决策的人。董事会和科学顾问——虽然致力于杰龙公司端粒与细胞衰老的研究——发现他们自己无法相信衰老并非永恒不变的这个假设。尽管研究工作在进行,但他们无法接受逆转细胞衰老的想法,更不用提逆转人类衰老。数据清晰明了,但观念大大落后。基于衰老无法改变的假设也为了公司能成功,他们必须做出负责任的财政决策,于是他们开始转移工作重心。

杰龙公司成立之初的首要任务是改变衰老进程,但是现在两个更可信更保守的次要目标占了主导。癌症治疗与干细胞成为杰龙公司研究的首选。尴尬的是,衰老研究就这样被悄然搁置。作为杰龙公司最初衰老研究计划的带头人,迈克尔·韦斯特最先失去运营控制权,并最终离开了杰龙公司。到头来,杰龙公司中再也无人潜心致力于衰老和具有潜在的临床价值的端粒酶激活研究。迈克尔·韦斯特离开后,所有的研究工作和专利首次获得授权后售出。

到 2002 年为止,杰龙公司已经鉴定了很多端粒酶强激活剂,但这些激活剂由于被认为缺乏战略价值和医药开发前景而被搁置。大量学术研究者对这些化合物进行了进一步测试,但大部分工作都是属于基础的科学研究类,与治疗人类疾病关系不大。

端粒研究提高了我们对端粒酶生物化学性质的基本认识。伊丽莎白·布莱克本、卡罗尔·格雷德和杰克·绍斯塔克三人最终在 2009 年共同获得了诺贝尔奖,但这仍属于纯学术工作。除了几位我将讨论的企业家之外,没有人关注其医学潜力,更不用说将端粒酶用于人体临床试验。

杰龙公司非但不再是衰老相关疾病疗法领域中最有希望的领军企业,实际上还在临床应用发展过程中设置了绊脚石。它拥有并紧握核心专利,但却不去**使用**。这使得新生物技术公司将端粒科学**理论**转化为端粒酶**疗法**难上加难。许多研究者和生物技术公司想要填补端粒研究的空白,但都被杰龙公司拥有的专利所阻碍。杰龙公司甚至还向新的生物科技公司可能创造的任何新产品提出索赔,这几乎断送了新创业公司获得投资的可能性。尽管端粒酶疗法临床前景非常光明，鉴于专利问题，非营利性的学术研究仍会避免触碰端粒酶相关疗法。

幸运的是，杰龙公司最终公开了端粒酶激活剂的研究数据和专利。2002年，他们将这些化合物的营养药销售权卖给了 TA 科学公司，并在 2011 年将**所有**化合物、营养品和其他产品的独家专利权卖给了 TA 科学公司。杰龙公司对干细胞专利持有时间稍长一点，但也在 2013 年将它们卖给了一家新成立的生物科技公司——宝太生物公司（BioTime），其创始人和首席执行官正是迈克尔·韦斯特。干细胞研究工作最终回到了十多年前的发起者手中。迈克尔的公司致力于发展老年性黄斑病变和脊髓损伤的胚胎干细胞疗法。

杰龙公司目前仍然将工作重心放在端粒酶抑制剂上，可以说这是他们最有前途的原创技术。

诺埃尔·巴顿（Noel Patton）是一位有远见的商人，他看到了端粒酶的临床潜力并买下了杰龙公司的端粒酶激活技术。20 世纪 80 年代，巴顿是第一批前往中国闯荡的美国小商人之一。作为杰龙公司早期投资者之一，他对衰老有浓厚的兴趣，他密切关注其端粒研究的专利。杰龙公司拥有 4 种端粒酶激活剂，它们都是类固醇类分子并统称为黄芪甲苷。这些化合物从植物根部——黄芪（*Astragalus membranaceus*）提取而来，在中医中，黄芪制备药水已有一千多年历史。

巴顿认为，人类用这些植物入药的悠久历史已经为其进行了"安全认证"，因此它们完全可以作为"营养药"销售。虽然，有越来越多的证据表明端粒酶激活剂对衰老相关疾病有显著的临床效益，但这不符合人类疾病临床治疗的章法。而营养药的营销广告更为夸张，如宣传其在延缓衰老，提高免疫功能，改善整体健康和提升幸福感中的作用。在 2002 年从杰龙公司购买了营养药售卖权后，巴顿成立了 TA 科学公司（TA 意指端粒酶激活，Telomerase Activation），开发了提取纯化黄芪甲苷的方法。2006 年，他开始在美国生产并销售 TA‑65 胶囊。

我曾问过巴顿为什么会去关注端粒酶激活剂，他咧嘴笑着说，"肯定不是因为钱。我在以前的生意中是相当成功的,不需要更多的钱来谋生。TA 科学公司前后花了八年时间经历各种失败,并做出大量的努力才有所突破。这当然也不是因为我想拯救人类,我五十多岁时第一次接触端粒和端粒酶激活剂。我知道人不会永远活着,但我不希望年老时的身体变得不健康或产生功能障碍。我喜欢滑雪、打网球和跳舞,我想一直享受生活。老实说,我这样做纯粹是为了自己。"

如果巴顿只是售卖一种可以逆转衰老的产品,那将十分平淡无奇甚至无用。巴顿走得更远。与产生类似索赔的产品相比,TA－65 价格相对较高,但卖药的收入都用来资助对衰老影响的临床研究。患者血液检查和体检旨在确定衰老相关的免疫功能、认知功能、骨密度、血压、视觉对比度感知、皮肤弹性,关节功能等的变化。意图是看激活端粒酶是否真的具有我们很多人预测的临床益处。

黄芪:一种古老的草药

黄芪(*Astragalus membranaceus*,也被称为 *A. propinquinus*)是一种多年生的植物,其茎多毛,叶小而对称,外形类似苕子。植株 1~1.5 米高,原产于中国东北、蒙古和朝鲜,但可以在大多数温带地区种植,包括北美洲的许多地方。在互联网上很容易买到种子。

通常从完全成熟的 4 年生植株上收获干燥的根部,研磨后可制成茶剂。现代专利中,它是一种端粒酶激活剂,从研磨根中得到高度纯化的提取物,并制成商品化胶囊。在传统的中草药和茶叶店中可买干黄芪根,黄芪提取物在任何草药补剂店里都有售。然而,这些都不能作为可以激活端粒酶的黄芪甲苷分子的可靠来源。迄今为止,对市场上销售的茶叶和一些提取物鉴定,发现其仅含有微量黄芪分子。**买者自负。**

然而，TA科学的研究并不孤独。还有很多人在努力将端粒酶带入人体临床试验，并证明其临床上治疗疾病的潜力。

2003年初我担任《美国医学协会杂志》执行董事时，一对富裕的慈善夫妇邀请我飞往加利福尼亚，并提供超过10亿美金的资助，**全权委任**我进行端粒酶临床研究。他们读过《逆转人类衰老》后相信端粒酶治疗人类疾病的潜力。有了他们的资助，我将有足够的资源把衰老的端粒理论从实验室转化到临床试验。我打电话给卡尔文·哈利，讨论如何在医疗环境中检测端粒酶。我们并不孤单：很多科学和医学同僚都了解端粒酶的潜力，并都急切地想与我们一起推动端粒酶研究，这让我的项目得到了强有力的支持。我计划检测端粒酶治疗人类膝盖骨关节炎、冠状动脉粥样硬化，甚至治疗阿尔茨海默病中的效果。该项目在拥有技术上和医学上的专业知识后又有了财政支持。然而，就在最后一刻，我们签署财务文件的前一天晚上，捐助方之间争论了起来，这个项目就这样突然结束了，永久结束了。

我的临床试验资助一经撤回，该领域便进展缓慢。我写了第一本（至今仍是唯一一本）关于端粒酶的医学教科书《细胞、衰老，与人类疾病》。虽然大部分有关端粒酶研究都是学术性，但是小部分生物技术研究人员和企业家们了解其医疗潜力，并继续推动着端粒酶研究。很多小型生物技术公司成立，每个公司都企图寻找不同的方法来重新延长人类端粒，并将其作为临床干预手段。

多年前，我曾与比尔·安德鲁斯（Bill Andrews），原杰龙公司分子生物学部主任，在意大利的一个会议上就衰老的端粒理论进行了详谈。他不仅被我说服，还很快成为端粒酶激活剂临床应用领域的引领者。2003年，比尔在美国内华达州里诺市（Reno，Nevada）成立了西拉科学公司，旨在通过高通量化合物随机筛选，获得更好的端粒酶激活剂。尽管存在与投资者间的问题以及后来的财务问题，比尔还是坚持了下来，并最终鉴定了超过900多种具有潜在价值的端粒酶激活剂。受毒性或副作用的限制，即使是最佳的候选化合物只有约6％的活性可以使正常人体细胞获得永生（或逆转正环黄芪醇(Cycloastragenol),又名 TAT2,可能是这些化合物中最活跃的分子。
还有其他潜在的端粒酶激活剂,包括 GRN510、AGS-499 和类似化合物。

常人体细胞的衰老)。尽管如此,以这些化合物为起点,比尔和他的团队才能够设计出更有效的化合物:两三个月内他们便获得了低毒性且具有 16％活性的化合物,其活性还有望达到 100％。

然而与杰龙公司一样,确实很难找到理解并相信临床前景的投资者。2008 年的金融危机让西拉科学公司面临财政危机,使得化合物筛选与临床检测难以为继。比尔开始四处游说,试图提高公众对科学和临床前景的认识,同时希望能找到新的投资者。比尔和他的团队始终致力于端粒酶激活剂的筛选,毫无疑问,不管遇到什么阻碍,西拉科学公司找寻端粒酶激活剂的脚步都不会停止。

TA 科学公司的重点是将端粒酶激活剂作为营养药引入市场,西拉科学公司旨在找寻更好的端粒酶激活剂,与此同时,另一组由巴里·弗兰纳瑞(Barry Flanary)领导的研究小组采用了不同的方法,试图找到直接将端粒酶蛋白作为药物的方法。2005 年,在菲尼克斯生物分子公司,弗兰纳瑞试图使用新的技术将端粒酶蛋白导入细胞。尽管有新技术,临床前景和高期望值,仍存在诸多阻碍——主要是商业和财务问题——最终迫使菲尼克斯生物分子公司停止了研究工作。

端粒酶激活剂研究的第一个十年,仅有的实用成果似乎来源于 TA 科学资助的临床研究。从 2007 年起,他们获得了数百名患者口服端粒酶激活剂的临床数据。基于这些数据,第一篇论文发表于 2011 年[①],两年后发表了第二篇[②]。两篇论文都观察了服用药物对衰老病人白细胞端粒长度变化的影响,并企图探寻免疫功能或血压等临床生物标记得到实质改善的证据。2011 年的论文表明免疫功能确实可以通过口服端粒酶激活剂 TA - 65 被重置(即更像年轻人的免疫功能)。2013 年的论文显示,胆固醇、高密度脂蛋白、葡萄糖和胰岛素水平可能同样被重置。虽然这些结果已经足够显著,但没有表现出惊人的抗衰老效果,这促使我们许多人想找到更有效的方法来延长人类端粒。

新世纪的第一个十年看到了一些进展,同时逆转衰老疗法的商业开发遇到了许多挫折。但世界各地的学术实验室做了很多有意义的工作。大

---

① Harley, C. B. et al. "A Natural Product Telomerase Activator As Part of a Health Maintenance Program." *Rejuvenation Research* 14 (2011): 45 - 56.

② Harley, C. B. et al. "A Natural Product Telomerase Activator As Part of a Health Maintenance Program: Metabolic and Cardiovascular Response." *Rejuvenation Research* 16 (2013): 386 - 395.

多数研究仅着重于基础科学——包括诺贝尔奖得主伊丽莎白·布莱克本、卡罗尔·格雷德和杰克·绍斯塔克。看到此领域临床潜力的人做了一些更实际(也更重要)的工作。加州大学洛杉矶分校的丽塔·埃弗罗斯在加州大学洛杉矶分校从事免疫衰老与端粒酶激活剂的研究;罗恩·德皮尼奥在哈佛大学的研究表明基本可以逆转某些转基因动物的衰老;在马德里西班牙国立癌症研究中心的玛丽亚·布拉斯科的研究表明某几种哺乳动物的某些衰老进程可以被逆转。

大体上,学术和商业上的进步虽然开始显现——甚至对于一些怀疑论者来说——端粒酶有利用的潜力,然而进展缓慢得令人沮丧。另一方面,新一代的科学家认为端粒是衰老的核心因素这一观点是自然并合理的。而且公众也慢慢开始相信端粒的作用及端粒酶的益处——即使这些信念往往错误并过度夸张。网站、电视、水疗中心,以及各种商业企业也声称通过草药、冥想、饮食、药物和其他所谓有效的干预措施可能影响端粒长度。许多这些干预措施都公开地宣传能够重新延长端粒,明确地假设端粒缩短引起了人类衰老。总体而言,这些产品中有许多被证明是无效的,而剩下的一些产品也仅有微弱的效果。就目前市面上最有效的化合物——环黄芪醇——也远没有达到大多数人预期的效果。

黄芪:再次提醒买者自负

2000 年杰龙公司获得黄芪甲苷(由黄芪中提取而来)的应用专利,2002 年杰龙公司将专利独家授权 TA 科学。尽管存在专利授权限制,网络上还是不断涌现出一些不知是否合法、是否可靠的卖家,声称自己可以提供端粒酶激活剂黄芪甲苷。这些网络上的化合物,其合法性、来源和纯度都存在争议,使得端粒酶激活剂的疗效更难被评估或证明。对消费者和供应商来说,这些争论和索赔搅乱了市场秩序。

TA科学公司的口服制剂TA－65是2013年唯一市售的端粒酶激活剂，几家公司正在考虑基于各种端粒酶激活剂生产护肤霜、兽药产品或医疗用品（与营养药相对）。

再试水

所有的真理都会经历三个阶段。首先，被嘲笑。第二，被激烈反对。第三，被不言而喻地接受。[1]

如果说20世纪90年代是充满希望的十年，21世纪的前十年有所退缩，那接下来的十年就是新希望的开端。公众逐渐明白衰老本身可能是可变的，并且端粒是其核心因素。越来越多的公众通过延长端粒企图找寻逆转衰老的方法，越来越多的商业企业试图满足人们逆转衰老的需求。当至少有一种产品被证明有活性时，就会有不止一家公司提供测量端粒长度的服务。和越来越多提供患者基因和突变鉴定服务的公司一样，这些公司大都从学术研究实验室发展而来，他们可依据端粒长短测量年龄。

由卡尔文·哈利创立的"端粒诊断"公司是第一个开展相关业务的，其总部设在加利福尼亚的门洛帕克市。第二个是总部设在西班牙马德里，由玛丽亚·布拉斯科创立的"生命长度"公司。两家公司使用完全不同的方法，但都测量端粒长度并提供衰老提示和患病风险预测服务。这两家公司不仅在临床市场上，比如医院和医生办公室等很有潜力，也是人们对端粒长度在人类衰老和疾病中重要性产生越来越大的兴趣和信念的一个很好的指标[2]。此外，其他可以测量端粒长度的公司和实验室的存在，也使研究人员越来越容易开展延长人类端粒长度治疗衰老相关疾病的人体临床实

---

[1] 这句格言往往被误认为是亚瑟·叔本华（Arthur Schopenhauer）写的，因为他接受新思想时曾写出不同观点。我本希望我能祝贺提出新思想的人。

[2] Fossel, M. "Use of Telomere Length as a Biomarker for Aging and Age-Related Disease." *Current Translational Geriatrics and Experimental Gerontology Reports* 1(2012)：121－127.

验。突然间,人们对开发实用的干预手段,利用端粒酶来重置基因表达并治疗衰老疾病的兴趣激增。

甚至学术文献——局限于狭窄的细节——也开始转变。越来越多的文章讨论了测量端粒的价值,或者聚焦于我们如何通过饮食、冥想或补剂来延长端粒。一个更根本的转变也开始了:基于端粒酶的研究工作终于开始用来改变衰老过程或治疗实验动物的衰老相关疾病,端粒酶在临床医学中的潜力终于被认可。毕竟,如果我们能够逆转大鼠衰老相关的退行性病变,为什么不能在阿尔茨海默病的人类患者中奏效呢? 然而,即使那些从事动物工作的人也不愿公开谈论端粒酶治疗人类疾病的潜力。

虽然人们已经在考虑端粒酶激活剂和端粒酶蛋白,虽然黄芪也出现在非正式的临床试验中,但没有一个人大胆地跨出这一步,进入到人体临床试验。直到 2010 年,科学工作者发展了几种端粒酶导入的方法,包括导入腺病毒和脂质体。特别是位于马德里的玛丽亚·布拉斯科实验室成功将端粒酶导入腺病毒[①]。一般,脂质体在进入细胞时都存在问题,虽然也有可能起作用。后来研究人员发现,人造脂质体很难进入人体正常细胞或穿越血脑屏障,这在药理学中是常见问题。

2013 年,曾在已破产的菲尼克斯生物分子公司工作的一些人试图把我和卡尔文·哈利拉入一个项目。他们想利用脂质体运输端粒酶基因,正如我在二十年前所建议的那样。我极力争取,希望能说服他们不要将这一技术运用于化妆品市场,而是用于治疗阿尔茨海默病的试验。不幸的是,后者没有创造出可行的企业结构,尽管其存在成功的潜力,但是这个错误的决策导致之前所有努力都白费了。

成功的企业不仅需要资金和商业才能,更需要对现实有清醒的认识。由于本章一再强调,端粒酶在过去二十年一直没进入临床试验的主要原因是,许多涉及的投资者、管理人员和研究人员很难让自己的头脑跟上周围

---

① de Jesus, B. et al. "Telomerase Gene Therapy in Adult and Old Mice Delays Aging and Increases Longevity without Increasing Cancer." *EMBO Molecular Medicine* 4 (2012): 1-14.

新概念的变化。除了几篇医学文章和一本教科书外，端粒的衰老理论很少被解释，甚至研究人员也容易产生误解。关键问题仍然存在：人们几乎无法真正相信衰老是可以逆转的。给旨在逆转人类衰老的生物技术公司投资的想法无疾而终。生物技术创业团队面对一群风险投资家介绍我们可以逆转衰老而不是治疗衰老相关疾病，在开始介绍之前就已经注定失败了。

我们还能将端粒酶应用到人体临床试验吗？

答案是肯定的。只有用机智、耐心和数据才能说明问题。在我写下这些文字的时候，我们正处于大规模人体临床试验的风口浪尖上，试验可能会从不同层面重新延长病人端粒：端粒酶活性、端粒酶基因、端粒酶 RNA 或端粒酶蛋白。治疗阿尔茨海默病等老年疾病不再存在技术性障碍，而只与我们如何将现有成果从人类细胞推行至人体临床试验的几个步骤有关。

总　结

在过去的二十五年里，端粒领域有两条截然不同的线：基础科学和临床潜力。前者——基础的科学框架——占据了大多数头条（和诺贝尔奖），尽管属于前沿科学，但不会对普通人的生活有什么影响。后者——治愈人类疾病的能力——最近才开始得到认可，但这是真正具有历史意义的领域。

基础科学始于观察到细胞衰老与端粒长度变化相关。这种观点——有限的衰老的端粒理论——在其出现后的十年或二十年内越来越被认可。然而，治愈疾病的能力取决于这样一个概念：尽管端粒驱动细胞衰老，但正是细胞衰老导致了人类衰老和衰老相关疾病。更广泛的观点——全面的衰老的端粒理论早在二十年前就提出过，现在也正逐渐被认可。由于我们长期以来无法消化这些概念而使临床进展有所推迟。但在过去的几年中，事情又开始向前迈进了。当我们致力于迄今为止最大的医学突破时，科学和公众对它的理解都在加深。

我们正处于治疗衰老和相关疾病的风口浪尖。

第五章
直接衰老：雪崩效应

我们一想到衰老，便停止了思考。

我们对衰老的认识总是浮于表面，并将关注点放在与衰老相关的疾病上。这些疾病中，一如某些癌症，有的是可以治愈的；而另一些，我们最多能缓解病症。至于衰老本身，我们只能选择温柔地进入美好的梦乡，或在将逝的时光里反抗。但无论如何，我们无法阻挡它流逝的脚步。

这是为什么呢？因为直到目前我们还从未知晓衰老是如何发生的，我们甚至认为它是生命中无法改变的事实。因此，我们目前对抗衰老的医疗手段完全是治标不治本。我们的思绪无法摆脱衰老的困扰，以至于无暇顾及其他事。

我们对衰老的态度与我们看待其他的疾病有着如此惊人的不同！

传染病激起的反应全然不同：我们做什么才能治愈或预防感染，使人们重获健康？我们发明了可以永久战胜疾病的免疫疫苗，比如天花和小儿麻痹症；我们研制了抗生素、抗病毒药、抗真菌剂和针对脓毒症的新方法，我们甚至看到了传染病原的基因组序列。那么，我们想知道接下来会是什么？即便我们对抗生素耐药性产生一定的担心，我们仍对此保持乐观、活跃，并力争创新。

而当我们想到与衰老相关的疾病时，却没有任何上述般的应答。毫无疑问,我们只是被动地、默默地接受衰老。

> 当我们对重要的事情都保持沉默时,我们的生命也走到了
> 尽头。
>
> ——马丁·路德·金(Martin Luther King Jr.)

是时候在我们的生命结束之前做点什么了,因为衰老相关疾病与我们每个人息息相关。为此,我们必须了解那些吞噬我们生命的疾病。我们需要知道衰老是如何发生的——如第二章所述——以及遗传和端粒相互作用后如何引发那些我们想要治疗的疾病。如你将看到,我们的基因既不是单独发挥作用,也不是我们的宿命。我们的基因本身不可改变,但通常隐藏着错综复杂的作用且具有影响力。但是应对端粒、环境和行为的变化时,我们基因的表达模式**的确**会改变。并不是说端粒或者行为可以改变我们的基因,而是基因表达是可变的,这种变化体现在你、你的组织、细胞及端粒上。

基因通常被认为具有强大的指导作用,那种"基因导致疾病"论调使人们不禁想问:**何种**基因导致了**何种**疾病?认为端粒引起了衰老是种非常准确的想法:基因与疾病相关,有时甚至是因果关系,不过疾病从来都不是简单的原因与结果。当我们看大部分衰老疾病时,基因并没有"引起"那些病,也不是端粒缩短"引起"了衰老过程。

事实显得更加微妙。

简要地说:**当端粒缩短暴露出我们的遗传缺陷时,就会导致衰老相关的疾病。**为了理解基因与衰老之间的关系,尤其是衰老疾病,让我们回忆一下第二章。那一章中我们把由端粒缩短引起的后果——衰老,与船在水平面不断下降的水上航行作比较。水位降得越低,我们的船就越有可能撞上礁石或搁浅在浅滩。这时水体本身都难以动弹。当我们年轻时,我们的端粒还长,我们不会遭遇到这些潜在的危险。而随着端粒变短,我们逐渐

面临着触礁的危险。最终，它发生在我们所有人身上。

　　这就是遗传倾向与衰老疾病之间的实际关系。行为风险与衰老疾病也是如此。一个增加你患心脏病风险的基因，在你五岁时，不会明显地显示出动脉粥样硬化，但当你到了五十岁时，它可能就是致命的。同样的，缺乏锻炼、膳食结构不均衡、吸烟可能暂时不会导致心脏病发作，但你年纪大以后会。这些衰老疾病的发生可能不仅因为持续暴露在这些风险中，还有端粒不断地被侵蚀（通常还会加速恶化）。

　　当我们考量基因与衰老疾病相关时，如阿尔茨海默病相关的基因APO - E4 或动脉粥样硬化相关胆固醇代谢基因（例如有些人具有基因突变但没有生病，而另一些人发生了疾病但并没有相应的基因病变），衰老疾病相关的基因与衰老疾病从来没有百分百吻合过。然而，简单的假设是，如果我们可以准确地定位引发疾病的所有基因，那我们就肯定可以预知疾病。事实是，并不是**基因**，而是基因的**表达**引起了疾病，基因表达受无数因素控制，这也包括我们的行为和端粒。

　　基因引发疾病取决于**它们如何表达**以及**在何种状况**表达。

　　如果一个"危险的基因"或是一个"引发疾病的基因"并没有被充分表达或是只能在特定状况下表达，它们就不是问题。特定状况包括了你的饮食、行为、所处的环境、其他基因以及年龄，在你年轻时完全无害的基因可能到你老了的时候就变得致命。

　　随着年龄的变化端粒缩短，有大量的基因改变了它们的表达模式：有的提高了表达，有的降低了表达，也有许多改变了对其他基因或环境变化的应答方式。如果我们相信如阿尔茨海默病和动脉粥样硬化等疾病仅仅由简单的几个特定基因造成，且其效果随着时间的推移积累，我们就能轻松断定衰老相关疾病没什么可研究的了（缺少改变基因的办法）。然而，如果我们能够认识到事情的复杂性，即端粒缩短的结果改变了基因表达，那么我们可以断定我们还**能够**对衰老相关疾病做很多事情。

　　对衰老是如何引发疾病的理解会告诉我们如何去治疗疾病。

倘若端粒缩短造成了基因表达变化，基因表达变化造成衰老相关疾病，那么如果我们重新延伸端粒并恢复基因表达水平，我们也许就能治愈衰老疾病了。再回到我们前面的比喻，假如我们提高了水位，那些岩石和浅滩就不再是危害，我们的生命之船就可以再一次安全地航行。

举个例子，让我们考虑一个简单的衰老相关问题。静脉曲张被普遍认为是受引力影响，经多年积累引起的。我们先假定有些人因为遗传变异而比别人更易得此病。静脉曲张逐渐产生——由于缺乏外科手术，大部分是美容手术——很少能够被干预治疗。但若静脉曲张不仅仅是时间和引力的作用引起而是基因表达变化引起的呢？假若它不是由历年积累导致的而是细胞修复功能不全所造成的呢？如果是这样，那么恢复基因表达模式很可能会修复细胞组织损伤。我们不能将时光倒转，但是端粒理论为我们生理重返年轻打开了一扇门。

如今，我们在审视着长期持有的假设和新观点之间的碰撞。

这种假设——在公众、科学家和研究人员中普遍存在的观念——就是衰老是一种简单的、被动的、从未被现实手段干预的损伤积累。衰老是不能被逆转的，衰老相关疾病是不能被治愈的，我们只能忍耐衰老相关疾病，或至多治疗了表面症状，或通过整形手术。你不能改变你的基因，也无法避免时光的逝去。我们能治愈或预防许多传染疾病，但是衰老疾病却是每个人的命运。**该来的总会来的。**

阻挡人类历史在最关键时刻发展的主要障碍是人们墨守成规的观念：认为改变是不可能发生的。这种观点似乎总是天生的。只有在浅薄的假设被缜密的见解所击碎时，我们才会进步。在这种情况下，所谓缜密的见解就是衰老及其疾病是基因表达错综复杂、不断动态变化的结果，其效果大部分是可逆的，端粒延伸是衰老和衰老疾病的一个有效的干预点。

在本章中，我们将着重于**直接的**衰老相关疾病——即衰老的细胞就是表现病理的细胞。在下一章中，我们将考虑**间接的**衰老相关疾病，即一系列衰老细胞导致其他正常非衰老细胞，即"无辜的旁观者"的病变。

直接衰老疾病是一种细胞病变的"雪崩"造成，它在细胞衰老破坏了细胞功能时发生。直接衰老疾病的一个实例就是骨关节炎（我们之后会详述更多）。例如，连接膝关节的细胞端粒长度慢慢变短，改变了基因表达，然后变得功能失调，引起关节表面的逐渐损伤，并伴随着疼痛和残疾。连接关节的细胞——软骨细胞经历了直接的衰老，这些正是功能衰退了的细胞，从而引发了关节炎。

让我们用一个模型来了解细胞衰老是如何引起直接衰老相关疾病的。我们先创造一个细胞，放一两个基因进去，加一点蛋白质，然后看看细胞经历衰老时会发生什么。为了清楚简明地举例，我们将把细胞和我们的讨论脱离现实地简化。

有一个基因，通常被认为在衰老中发挥重要作用，它负责表达超氧化物歧化酶（SOD，实际上是一个含多种不同酶的家族，但我们将其看作一个）。SOD对清除游离出线粒体并损伤细胞的自由基有至关重要的作用。

所以我们的细胞有几个选手：端粒、SOD基因、SOD本身、自由基，以及一种作为细胞主要产物的单一类型的分子。在这种情况下，这个单一类型的分子即为一种构建和保持肌肉的蛋白。

假设年轻细胞有100个SOD分子和100个蛋白质分子的库。这些分子库是**动态**的，因为我们虚构的这种细胞每天产生50个全新的SOD分子（同化作用），并分解回收50个SOD分子（异化作用）。蛋白质分子库也同样如此。两个分子库总是**大小**完全相同，但库中的特定分子总是在变化——每个库里不同的分子总数保持100。因为分解是随机的，约有一半的SOD分子是今天产生的，约另一半会变得老一些——但不是太老。蛋白分子库也进行着完全同样的事：一半是新的，一半是老一点的。

不幸的是，这一典型的活细胞中有许多自由基，随机损伤它们遇到的分子。假设每天有足够多的自由基，它们每天损伤细胞中约百分之一的分子。当然，若不是"警察"——SOD，这些自由基会损伤我们更多的分子，SOD忙于"逮捕"自由基，并确保它们不会更加胡闹。

我们可以建立一个公式,告诉我们细胞的损伤百分比(M 是代谢周转率,它随着年龄增长变慢):

$$x = 1 + [x(100\% - M)/100]$$

- 在**年轻**细胞中,我们每天(M)替换 50%(0.50)的分子,自由基每天损伤 1% 的分子。库中受损分子的百分比(x)为 2%。
- 但在**衰老**细胞中,我们每天(M)仅替换 2%(0.02)的分子,自由基仍每天损伤 1% 的分子。库中受损分子的百分比(x)现在提升至 50%。

所以在年轻细胞中,正常情况是约 2% 的 SOD 分子不起作用,同样约 2% 的蛋白分子受损伤了。分子库的大小和代谢周转的速率足够处理损伤,浪费的能量最少。年轻细胞具有高代谢率(它们需要大量的能量)、高周转率,以至于受损分子占少数,它们的存在无关紧要。

然而在端粒缩短后的衰老细胞中,SOD 和蛋白质基因的表达率都降低,代谢周转率变慢。衰老细胞不是每天替换 50 个分子(SOD 和蛋白),而是仅仅替换 2 个分子。细胞具有相同数量的分子,但周转率却低了很多。此时被自由基损伤的分子"逗留"更久,所以不起作用的分子比例从 2% 提升至 50%。这不是因为衰老细胞有了更多的自由基,抑或不是因为受损分子不再被替换,而是因为衰老细胞替换受损分子的速度不如年轻细胞那样快。

实际情况比上面描述的更糟糕。因为 SOD 分子保护细胞中蛋白质分子免受自由基损害,蛋白质分子的损伤比例就超过 50%,甚至高达 80%,所以损伤情况变得更糟。另外,SOD 分子也很容易被损害,它们甚至不能保护**自己**抵抗损伤,所以 SOD 分子库损伤率可能比公式预计的还要大。这是一个恶性循环。在公式中假定了损伤率为常数(每天 1%),但实际上损伤率攀升,且替换率下降。所以细胞中蛋白质分子受损状况比我们想象的还要严重,不止 80%,而可能 90% 都受损了。

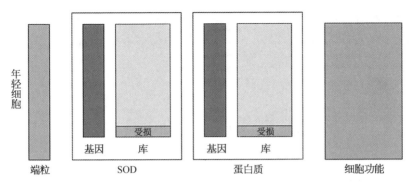

年轻细胞端粒较长，基因表达量高，损伤数量低，细胞具有完好的功能。

在上述计算中，我们干了什么？其实只是降低基因表达率。

我们没有提高细胞产生的自由基的实际数量，也没有增加永久性损伤，只是衰老细胞不再如年轻细胞那样快速地替换损伤。这些数据（比如修复率）仅仅是用来举例展示最终效果，许多编码蛋白质的基因的表达的确随着年龄而变缓，整体效果也确实如此。再者，在真正衰老的细胞中，线粒体本身开始产生更多的自由基，自由基比年轻细胞泄露更多，这两种情况都可归因于分子周转率变慢了。最后，自由基不是唯一制造损伤的罪魁祸首。在真实细胞中，情况远比这复杂得多，但衰老的影响主导了一切：随着端粒缩短，细胞变得功能失衡。

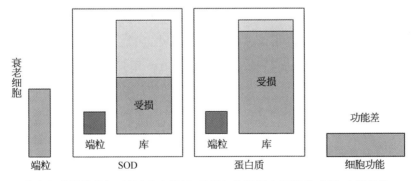

衰老细胞端粒较短，基因表达量低，受损细胞数量大幅提高，细胞功能变差。

缩短的端粒产生了功能失衡的雪崩效应，最终产生疾病。

人类衰老相关疾病就是这么发生的。对于直接衰老疾病，其后果可以被归结到某种单一的细胞类型，比如软骨细胞、白细胞、成纤维细胞等。每类细胞中，衰老导致了典型的相关疾病。本章接下来的内容中，我们将提及特定的衰老相关疾病和那些疾病发生的特定器官。衰老疾病有一个共同点：它们目前不能被治疗。然而在某种意义上这个陈述是不对的。例如，我们可以替换关节和旁路冠状动脉，我们可以控制胆固醇、血糖和血压。然而没有一个衰老相关疾病是我们以现今的医学干涉可以治愈、预防甚至暂时缓解的。没有一个。当我们诊疗每个疾病时，我们能做的只是草拟出目前已有的疗法。除非我们能延伸端粒，否则无论是对于患者、照料者还是从医疗成本来说，前景都是晦暗的。

后续讨论中需要注意的几点

我想让读者感受一下衰老相关疾病所要付出的代价——病痛折磨和治疗费用——当然我提供的数字非常粗略。要统计出可靠的全球统计数据是不可能的。比如，很容易对美国、英国或澳大利亚的阿尔茨海默病病人的数量进行很好的估计，但我手边几乎不可能得到非洲或东欧国家的数据。鉴于此，我的大部分数据都来源于美国的数据库。

此外，许多数据并没有被很好地定义。例如，阿尔茨海默病痴呆症状的医学诊断经历了本质的变化，尤其是新的生物标记诊断被普遍运用。

最后，经济成本往往难以量化并且有多种定义。我们是否仅仅只测算保险费、医院费用、政府医疗预算项目或其他费用呢？我们是否仅仅只包含了"直接成本"，例如入院治疗、手术和药物呢？又或者，我们是否仅仅只包含了"间接成本"，比如家庭成员的照料、失去的工作机会和其他无形成本呢？

虽然如此，即便我们只能精确到以十亿美元或以患衰老疾病的百万人口为单位，粗略的数据也具有其价值。因为这些数字基数是如此之大，大到足够接近，而这个数值范围是多少对那些忍受病痛折磨的人来说并不重要。

　　除非我们能够真正干预，能够延长人类端粒，一个清晰且无法逃避的事实就是：从长远来看，这些疾病在等着我们所有人想出办法。

　　至于疾病本身，关键问题是干预治疗。我们能预防或治愈疾病吗？每一个案例都有操作层面和人文关怀的问题，而不是学术或纯科学的问题。我不关心你是否对每个衰老相关疾病具有深入的科学认知，而是你是否能够关注病症对患者人性的影响，是否理解细胞衰老如何导致疾病，以及是否明白为什么端粒酶疗法可能治愈疾病。现在有理由去思考衰老不是一个无法避免的谜，而是一系列特定的变化导致了特定的疾病，这些疾病也许可以被端粒酶疗法所延缓或治愈。我们要把探索衰老相关疾病的预防和治愈放在心中的首要位置。

　　接下来，我们将从免疫系统开始，它是我们抵抗全部疾病，如感染、恶性肿瘤、自身免疫总的防卫系统，它对整个身体都有深远影响。老年人即便同时患有阿尔茨海默病、动脉粥样硬化、慢性阻塞性肺病或其他衰老相关病症，他们大部分都不是死于上述疾病，而是死于感染或癌症。免疫系统衰老是一个薄弱的环节，成为许多老年人死亡的共同特征。

　　然后我们将目光转向与衰老细胞的类型或器官相关的其他疾病。我们从关节和骨骼（骨关节炎和骨质疏松症）开始，然后依次是肌肉、皮肤、激素、肺、肠胃系统、肾脏、感官系统以及其他组织器官。在之后下一章节，我们将着重关注两个最棘手的衰老疾病：阿尔茨海默病和动脉粥样硬化。

免疫系统

　　免疫系统无所不在、永不停止，对生存至关重要。

　　在神经系统中，免疫功能由我们称之为先天性免疫和复杂的获得性免疫两种组成。即便刚出生，免疫细胞已能够完美地担当识别任何数量的外部胁迫的重任，随后它们的辨别力变得越来越强，越来越有经验和成熟。对于每一个侵入的病毒或细菌、每一个真菌和潜在的癌细胞，你的身体变得更加敏锐并擅长于抵御胁迫。

免疫系统和神经系统一样，虽然学习贯穿于生命的一生，学习也是与逐渐且必然的记忆衰退相平衡。年轻的免疫系统稚嫩但充满活力，而年老的免疫系统更有见地，但缓慢而笨拙。免疫衰老不是说免疫系统不**识别**入侵者，比如肺炎球菌性肺炎，而是在感染覆灭整个机体器官之前，对感染的**响应过于缓慢和不稳定**，比如爆发败血症至死。老化的免疫系统令人联想起关于病理学家一个流传已久的悲伤笑话：他们知晓一切，付出一切，却仍对病人无力回天。

免疫系统细胞由骨髓中的干细胞分化而来，红细胞也是。细胞系分成两条主支，即淋巴细胞和骨髓细胞。淋巴分支因细胞在淋巴系统和血液系统中循环而得名，包括了自然杀伤细胞、T淋巴细胞和B淋巴细胞。这些统称淋巴细胞，负责人体绝大部分的免疫功能。髓系分支包括血小板（负责凝血）、红细胞（携带氧气）以及一堆白细胞（嗜碱性粒细胞、中性粒细胞、嗜酸性粒细胞和巨噬细胞），它们同样也是免疫系统的一部分。

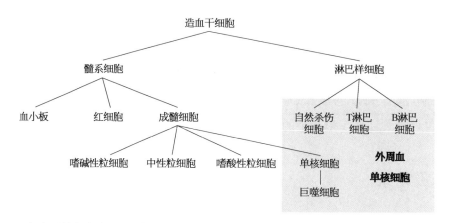

免疫系统的多种细胞，分为血细胞和淋巴细胞，全都由骨髓中的干细胞分化而来。

这些细胞中每一种都具有自己的特殊功能、特有行为与细胞分裂模式，这意味着免疫系统每个组分的衰老方式都有细微差别。因此免疫系统不仅随着年龄衰败，更以复杂且惊人的方式衰败，而不能将每种细胞分割开来考量。

衰老的免疫系统不会陷入停顿，它会拷打、劈溅、冲撞你的机体，伴随着功能逐渐衰退。

尽管免疫衰老是老龄疾病和死亡的共同作用因子，但它很少被识别甚至鲜有被诊断出。一般临床表现——即我们观察和处理的——为慢性炎症、类风湿性关节炎、自身免疫疾病、高风险肺炎、败血症、蜂窝组织炎、带状疱疹以及在某些情况下多种形式的癌症。衰老使得外周血白细胞数量略有下降，不过还不足以增加感染的风险。相反，大部分老年患者在受到感染的时候有快速的反应——白细胞数量升高。此外，许多老年患者外周血白细胞数高于正常值，这通常与动脉粥样硬化有关；许多患心脏病和中风的病人在病发之前白细胞数升高。总之，免疫衰老不仅仅是少了（或者多了）循环白细胞那么简单，而是免疫系统整体的反应。相对于免疫系统对感染准确而精密的反应，老年人的免疫系统即使在没有感染的时候也可能会响应，比如不适当的慢性炎症，也可能在真正受到感染的时候不响应。这不是因为它不能响应，而是因为它产生的响应通常是错的，抑或反应太慢或响应特异性差。

像体内其他不断分裂的细胞，随着衰老过程免疫细胞的端粒长度也越来越短，且其缩短的模式较为复杂。一方面是因为骨髓中的 B 淋巴细胞在进入循环前频繁分裂，而 T 淋巴细胞则是进入循环之后分裂得更频繁。此外，实际上在血液循环系统中只有约 1/30 的免疫细胞；其余的分布在组织尤其是淋巴组织中，它们进入循环系统的模式和节点也因细胞类型而异。

B 淋巴细胞具有特定的细胞衰老模式。身体每天补充产生的细胞中约 2% 为 B 淋巴细胞，这个比率随着年龄增长而大幅下降。淋巴细胞数目相对恒定，因为细胞分裂平衡受淋巴结和淋巴组织中的死亡率调节。即使受感染时外周白细胞数升高，这也是已产生的细胞进入血液的结果，而非细胞分裂产生了更多淋巴细胞。B 淋巴细胞最初从骨髓中的干细胞分化获得，这些干细胞尚未成熟需要进行"编辑"；在离开髓质前，大部分自身反应性 B 淋巴细胞(可能引起自身免疫疾病的细胞)被移除。离开髓质的淋巴细胞持续循环,直到它们遇见特异性抗原,然后被激活或者凋亡。一旦进入循环,它们会持续分裂,尤其是在脾脏中。结果就是约有一半的细胞分裂,因此也是一半的细胞衰老,发生在 B 淋巴细胞离开髓质**之后**。血液循环中的 B 淋巴细胞的平均端粒长度取决于新老细胞间的平衡。由新的干细胞分化而来的更新的细胞因此具有更短的端粒;年长的"有记忆"的 B 淋巴细胞具有更长的寿命和更长的端粒。

另一方面,T 淋巴细胞显示出截然不同的模式。当 B 淋巴细胞在早期分裂时,遇见抗原后停止分裂,并成为记忆 B 淋巴细胞,而 T 淋巴细胞实际上最初很少分裂——在胸腺中——然而一旦它们被激活,它们会一直分裂。虽然整个 T 淋巴细胞库维持在一个恒定大小,但在外周,T 淋巴细胞分裂速率是相当高的。结果是,在循环中存在最久的 T 淋巴细胞的端粒最短,最新产生的 T 淋巴细胞的端粒最长。而且测量外周淋巴细胞端粒长度会产生误导;正如前所述,它们只是总数的 1/30。此外,当我们多次重复测量时,很少能测到一样的细胞。在这样的测量中,我们测到的可能是刚刚进入循环的细胞,因此能精确地反映干细胞的端粒长度。而如果细胞已经在外周分裂多次,那么这一次测量可能发生偏离,导致我们低估端粒长度。根据外周端粒长度预估免疫系统衰老或健康状态,几乎肯定是有用的,但必须要细心地解读。

除了端粒长度本身,免疫衰老中的关键问题是细胞究竟如何行使**功能**? 已知功能的变化是基因表达模式变化的结果,逐渐缩短的端粒造成了这一变化,关键问题就是这功能变化。尽管大部分免疫细胞都显示出这种变化,但最明显的变化发生在 T 淋巴细胞群。这些细胞功能变得"马虎"(比如信号转导调控变得乏力)且无力产生重要的细胞产物(如淋巴因子)。随着年龄增长,新生 T 淋巴细胞越来越少,并且响应感染和抗原时无法快速分裂。与体内许多其他系统一样,衰老的免疫系统反应过强时,容易发生自身免疫疾病,又或者是反应不足时,容易产生癌细胞、病毒等等。当大量细胞不断被激活，引起慢性炎症时，其他如自然杀伤细胞和细胞毒性细胞就远没那么有效了。

简要知识点

衰老免疫系统

年龄：通常来说，成年患者年纪越大，免疫系统越有缺陷。

统计：由于很难区分免疫衰老与其他衰老疾病，因此统计数据很难获得。比如，若一个患有骨质疏松症的老年女患者因视力差而摔倒，也没有足够的肌肉力量来支撑自己，摔断了髋部，由于外周循环不良引起并发症，最后受感染并死去，我们该将死亡归结于何因呢？同样的，免疫衰老的成本也难以区分，但毋庸置疑是很高的。

诊断：对于免疫衰老很少有确切的诊断。比起提供不必要的医疗实验测试，医生通常假定老年患者的免疫应答有缺陷。

治疗：免疫衰老没有疗法。医生只能建议合理的膳食结构和常规免疫治疗（即使这样，比起年轻人，老年人的免疫治疗不可能产生足够的免疫应答）。

此外，干细胞中逐渐缩短的端粒长度导致了替换造血细胞能力的降低。造血细胞包括红细胞、淋巴细胞和其他细胞种类。在淋巴细胞群中，一些细胞的代谢速率会渐渐降低，于是越来越多的细胞不能正常发挥功能。在红细胞群中，后果可能会变成贫血症，如慢性贫血、老年性贫血，尽管少见，却不能代表干细胞的耗竭，而是那些细胞没有有效的分裂频率。总之，衰老会带来与年龄相关的再生障碍性贫血。再生障碍性贫血是骨髓干细胞造血功能水解造成的。

临床实验结果证实了这些变化。随着年龄增长，我们更容易受到感染、癌症、慢性炎症和自身免疫性疾病的威胁。

骨关节炎

骨关节炎是一种由诸多因素引起的关节软骨细胞退化损伤的疾病。软骨细胞是关节软骨中唯一的一种细胞,像小种子一样隐藏着。它们形成和维持软骨的正常代谢——致密凝胶状结缔组织的蛋白构成基本框架,这个基本框架构成两个光滑的软骨关节表面,在关节移动时相互摩擦。软骨使得关节充分润滑,增加了关节的灵活性,缓冲高速运动带来的磨损,减少相邻两骨的摩擦。

衰老细胞产生的关键蛋白,如软骨蛋白——大部分为胶原蛋白和蛋白多糖——是软骨细胞的重要产物。这些蛋白相对稳定,但仍然经历了软骨细胞的循环:降解原有软骨基质,分泌并替换成新的基质。简而言之,关节表面存在一个重要且逐步的循环,正是这个逐步的循环过程随着年龄增长而滞缓。

这种滞缓的后果就是,从步入中年起,基质损伤逐渐开始积累。关节运动特别是膝盖、髋部等受力处关节运动造成的压力刺激对于基质损伤速率通常是一定的。但随着年龄增长,软骨细胞更新能力渐渐跟不上损伤速率。随着软骨细胞变老,它们的端粒变短,关键蛋白的基因表达变缓,软骨中蛋白质代谢变得越来越慢,于是软骨开始退化损伤。退化损伤时,软骨变薄,容易受损。承重后,软骨细胞失去对力的缓冲吸收作用的物理保护,导致软骨细胞的迅速流失。不幸的是,端粒缩短同样使得软骨细胞对细胞替换需求响应不敏感,分裂能力也下降。其结果是,软骨细胞不仅替换软骨基质的速率变慢,且能被替换的软骨细胞数量也越来越少。

说来也怪,关节软骨和存在于其中的软骨细胞并没有血液供给,仅靠滑膜液润滑。氧气和养分需从远端毛细血管经过滑膜液和软骨扩散至细胞;细胞代谢产生的废物则通过相同路径反方向运输,排出体外。关节的灵活运用,即日常生活的移动有助于这种扩散发生,所以它对软骨细胞和软骨的存活都十分关键。然而即便合理锻炼，端粒仍会逐渐缩短，软骨细胞不再充分行使功能。血管无法产生新软骨细胞，只能依靠原有的软骨细胞，这更加加快了端粒缺失。

我们对软骨细胞的需求越多，如经受过度冲撞、受伤或体重过重，越加速细胞衰老，患骨关节炎的时间越早，程度越严重。手关节比起膝盖承重相对少，但在做重复运动时，尤其是像拳击那样易受到冲撞或受伤的运动时造成的伤害更多。脊椎、髋部、膝盖和踝关节的关节表面持续受到压力，在反复冲撞中受压更严重——跑步者、篮球运动员、橄榄球运动员、足球运动员更容易被关节损伤折磨。同样，任何从事重复劳动或有损关节的工作都会如此。

简要知识点

骨 关 节 炎

年龄：通常在 40 到 80 岁之间发病。

统计：骨关节炎是最常见的一种关节炎，远超过类风湿性类。约有 14% 的成年人患有此病，其中三分之一患者的年龄都达到 65 岁，美国疾病控制中心（Centers for Disease Control）估计约 2 700 万人患此病。关节损伤危险因素包括了体重过重、关节损伤和任何对关节反复冲击的重复劳动/运动，常见部位一般是膝盖、髋部、手、脚和脊椎关节。女性患此病的风险高于男性，特别是绝经之后。

成本：美国每年花费超过 1 850 亿美元。290 亿美元用于膝关节置换；140 亿美元用于髋关节置换；40 至 140 亿美元用于相关工作花费。骨关节炎经常导致残疾。随着人们寿命延长并随着肥胖症发生率增加，骨关节炎发病的频率和严重性都会提高，于是这项花费越来越高。

诊断：症状单一，关节疼痛，通常伴随着可见关节肿胀，是比较可靠的临床表现。根据实验室检查和放射研究所见，诊断可排除骨关节炎，放射研究（或更少用的 CT、MRI、关节镜检查）可在早期发现关节软骨的异常改变。

治疗：通常使用止痛药、适度的关节运动和减少关节负重缓解病痛，然而这些方法都无法延缓骨关节炎病变的进程，硫酸氨基葡萄糖的补给也无法改变病程的进展。约 5% 的患者选择了目前比较确定性的疗法，全关节替换。虽然大关节（膝盖和髋部）可以被置换，但只是缓解病痛，疾病本身无法被终止。

总的来说，骨关节炎不是由纯粹意义上的"年龄变老"而引起的，它也无法统一标准、明确地预测或与其他衰老相关疾病相联系。骨关节炎的发病和病程是由端粒缩短引起的，但它也是各种控制端粒缩短的因素的最终结果，这些因素包括遗传倾向、个人行为、膳食质量与数量、外伤、感染和其他一堆环境因素。如以往，端粒没有特别"引起"骨关节炎，它们只是巨大而复杂的致病级联反应中的单一共同因子。因此，与其他作用因子相比，端粒是一个更有效的临床干预点。

骨质疏松症

骨质疏松症表现为随着年龄增长，骨头逐渐衰弱。大多数人根据字面意思理解这个术语，即骨头变得更加疏松，这理解十分准确，尽管这个命名无法充分传达此病在实际临床问题中的严重性。骨质疏松的骨骼易断裂，这有无数真实案例发生过：患有骨质疏松症的老年患者仅仅因为坐下太猛或咳嗽太用力导致腰椎或肋骨骨折。在健康的年轻人中，股骨骨折一般是由于严重的外伤，如车祸，而一个骨质疏松的老年人可能仅仅因摔倒在地毯上而遭受骨折伤痛。尽管很少有人死于骨质疏松，但他们大多都遭受过意外和痛苦的骨折，许多老年患者死于如肺炎、凝血、脓毒症等并发症。

骨质疏松症是最常见的骨骼疾病。像许多其他衰老相关疾病一样，它可能是老年患者的通病，除非他们先死于其他衰老相关疾病。大多数人对骨质疏松症存在误解，认为它是由于钙质缺失引起的。实际上，我们可以说身体有足够的钙，但都在不恰当的位置。例如，老年人的骨骼中可能含钙量很少，但冠状动脉中却积累着过多钙沉积物。更准确地说，这是由于缺少蛋白质骨架，即结合钙离子和健康骨骼所需的其他矿物质成分的基质，比如磷所引起的。基于大量临床研究的观察显示，膳食结构中增加钙的摄入和其他一些单纯的膳食手段对改善骨质疏松症的效果微乎其微。

问题不是体内有多少钙含量，而是钙质用在你身体的哪个部位。

可以确定的是，平时饮食中钙摄取量过低的患者在骨质疏松症发病前若提高钙吸收对其非常有益，但患者一旦有临床症状，增加膳食钙的摄入也是无济于事。

当然，问题并不单单是钙质吸收，而是钙质、维生素、激素之间的复杂相互作用。比如，终生缺乏维生素 D 会影响骨骼生长，导致骨骼畸形。但这并不是骨质疏松症的原因。骨质疏松症不是钙质缺乏，也无法靠单纯补充钙来治疗。另一方面，妊娠过多次的女性——在怀孕期间，体内钙质会被循环利用，来帮助胎儿骨骼发育——她们患骨质疏松症的风险更高。通常绝经后的女性由于雌激素的水平下降也是如此。然而，以上这些问题都不是骨质疏松症的起因，也没有任何相关简单的膳食疗法或雌激素和维生素补充能停止或逆转疾病的进程。

骨质维持，接着是骨质疏松，这涉及至少两种骨骼细胞：成骨细胞（塑造骨头）和破骨细胞（分解骨头）。有人可能会好奇为什么身体不是构造完美的骨骼就完事了。答案可以从两个方面来看。第一个方面和我们曾经解释细胞内分子代谢的答案一样：机体不断地循环以保证分子——在这个案例下就是骨骼——不会久而久之积累大量的损伤。它很像对房屋的持续不断维护的过程,所有部件都按时替换、固定、涂色和修复,因此即便是个老房子也可以无限期地保持良好的状态。第二个方面是简单地想一下骨折的时候机体发生了什么;身体复位、固定并治愈损伤。这种治疗过程包括去除损伤的骨骼,替换成正常骨骼。实际上,即使是在最低限度的日常活动中,骨微裂损伤也可能随时发生,身体会持续循环修复这些骨基质中的骨微裂,就像修复骨折和其他类型的损伤一样。

骨基质循环随着年龄增长变缓,正如我之前描述的细胞模型中的分子循环,结果是一样的:循环过程越慢,积累的损伤越多,我们的身体越有可能遭受致命衰败。对于骨质疏松症来说,循环越慢,骨骼越脆,越容易骨折。此外,对衰老骨骼还有另一个独立的问题:骨破坏(破骨细胞)与骨生长(成骨细胞)之间的日益失衡。

骨骼本身可以被看作一张弹性复杂的绳网,身体用粗硬刚性的混凝土层覆盖着,绳子就是强壮骨骼的蛋白质基质,混凝土是维持骨骼坚硬耐用的钙和磷。在骨骼愈合的初始阶段(新生胎儿也不例外),骨骼以"编织"形式铺设,虽然脆弱且柔软,但可以被快速生成。之后,当愈合更完整时("骨替换"),骨骼成"薄片态",与初期相比,具有更强的机械强度,更有弹性,更耐用。在初始的"编织"形态中,一小部分胶原纤维看上去似乎是随机摆放的。在"薄片"形态中,更多大量的胶原纤维平行于片层中,每组纤维与下一组纤维成直角。这种构造类似于胶合板的结构,并具有类似优点:极大的强度和抗损坏性。

骨骼重塑也经历同样的过程,其在生长期间是运动和骨压力模式变化的结果。例如,当运动员开展新运动或新活动时,骨头便适度地响应。骨骼重塑也是一个持续的过程,即便生长已完全且身体活动没有变化。在应对日常活动时,骨微裂时有发生,甚至在没有任何损伤的情况下也会发生。骨骼持续经历重塑、再吸收、再生长的动态过程,即便骨骼维持着一样的形态和功能。

在年轻人中,骨骼持续循环——分解并重塑,这个过程保持着近乎完美的平衡。这个过程使骨骼始终保持最佳强度和尺寸,同时也为机体其他部分提供完备的钙和磷储备。普通成人中,每年约10％的骨头被重塑——分解并重生。但随着年龄增加,**重塑速率下降,并且**替换率比损耗率下降得更快。这也就解释了为什么骨质逐渐流失以及为什么老年人骨折愈合得更慢。

骨骼的临床变化

在骨质疏松症的骨骼中,我们看到三种变化,它们都会导致骨质量和骨力度的下降:

1. 骨皮质(厚外层)变得更薄。

2. 骨皮质变得更多孔疏松。

3. 骨髓部(内层)变得更多孔且连结不良,骨小梁基质越来越少。

某些内分泌激素如生长激素、甲状腺激素、雌激素和雄激素,会促进骨代谢,但是没有证据显示骨质疏松是由于激素水平随年龄增长而下降引起的。这些以及其他激素促进成骨细胞分泌细胞因子,细胞因子通过刺激破骨细胞和促进干细胞发育成新骨细胞来提高骨吸收。当被甲状旁腺素和维生素 D 刺激或被几种升高的细胞因子(RANK 配体和白细胞介素－6)间接地刺激时,破骨细胞会提升它们的吸收。骨保护素和降血钙素抑制破骨细胞的骨吸收。需要注意的是,一些内分泌影响因素会升高或降低骨循环的总速率,而其他一些影响只会刺激或抑制骨循环的一方面——要么成骨细胞,要么破骨细胞。

骨骼生长和退化的寿命周期随性别、种族、饮食、锻炼、疾病、吸烟、类固醇摄入,以及遗传倾向的不同而不同,但总体模式是统一的:青少年时骨量增加,成年时骨量维持,然后老年时骨量大量流失,直至骨质疏松。然而,骨量流失不是内分泌变化的结果,而是细胞层面上有关衰老本身变化

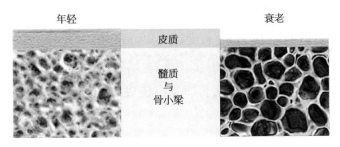

年轻　　　　　　　　　　　　　衰老

皮质

髓质
与
骨小梁

骨骼随着衰老而变化：骨质疏松症。

的结果。骨量流失是由于破骨细胞与成骨细胞比例失衡,破骨细胞更占优势而打破了平衡,早于性激素(例如雌激素与睾酮)水平下降就已开始流失,也平行伴随着整体骨代谢的滞缓。在女性中,一旦更年期发生,两种变化会更明显;在男性中,考虑到"男性更年期"的线性本质,会有更多的骨量流失和骨代谢。

简要知识点

骨 质 疏 松

年龄：通常开始于 40 岁之后或女性更年期之后。在超过 50 岁的人中可能有 50% 的发生率,在 75 岁时情况更普遍(但在女性中更多)。自发性和创伤性骨折上了年纪后变得更加普遍,许多老年人由于上脊椎支撑能力下降而"驼背"。

成本：美国年耗费估计超过 220 亿美元,包括关节替换,尽管这种手术的耗费很难与骨关节炎的成本区别开来。随着人们越来越长寿,美国和全球各地的成本都在稳步增加。

诊断：大多数病人在发生意外骨折之后都可被诊断出来,典型的有脊椎、手腕或髋关节。通常,风险可以简单地通过由临床历史和已知风险因素来评估。运用标准 X 射线或用扫描仪测量骨密度(bone mineral density，BMD)可以确认诊断。骨密度低于标准差（通常为2.5)的时候可被诊断出来。

治疗：虽然可以通过积极的生活方式和合理的膳食，比如避免类固醇和烟草，使用双膦酸盐，可以降低骨质疏松症和由此产生骨折的风险，但是这些手段大多数只能延缓进程。尽管在基因层面控制细胞衰老是有希望的，但目前没有干预手段可以逆转或甚至停止骨质疏松的进程。

骨量流失——骨质疏松症不仅仅是随衰老发生的被动事件，它是一种疾病。随着年龄增长，它导致骨折的风险越来越高。如果我们能够活得足够长，这种风险会达到百分之百，以至于我们的骨头逐渐完全丧失。

肌肉衰老

随着年龄的增长，肌肉质量与肌肉力量会逐年下降。这种说法是真实的，但这也是极度简化的表述。肌肉衰老是一个非常复杂的过程，涉及肌肉组织和其他系统。

比如，老化的血液供应给肌肉，造成了肌肉的衰败，这也会引起其他系统的意外病变。即便肌肉不会独自衰老，但随着年龄增长，血液供给、内分泌系统、神经系统、关节和骨头开始衰弱，肌肉便会逐渐显示出衰败。前文我们讨论的骨关节炎和骨质疏松症，对我们的肌肉组织有机械力的影响，但大部分肌肉衰老最显著的影响反映在血管系统衰老。血管系统衰老导致对氧气、糖和肌肉活动必需的其他营养物摄取减少，也减缓了二氧化碳和其他废物的排出。失去神经支配的肌肉类似于外周神经系统"修剪"掉一些神经传出连接（传出神经携带**从大脑而来**的脉冲），因此使我们的运动不那么精确和协调。

肌肉衰老同样降低了其他系统的功能。随着肌肉衰老,它们消耗更少的能量;随着总能量支出降低,肥胖的可能性增加(尤其是腹部脂肪),这提升了胰岛素耐受性和Ⅱ型糖尿病、高血压和心血管疾病的风险。除此之外,肌肉是一个巨大的储藏库,为机体提供可用的蛋白质。随着年龄增长,肌肉质量下降,这些蛋白质已无力满足免疫系统(如酶和抗体)、肝和其他器官系统的紧急需求,这种质量损失是老年人死亡的预兆。

同样,肌肉自身的衰老过程也是复杂的。最显著的影响就是肌肉质量的流失,这是由于损伤纤维更换不充分以及剩余的纤维收缩。和我们在其他系统看到的相似,年轻人的肌肉纤维的替换速度和它们的损失一样快,但随着年龄增长,替换速率就跟不上了。而且,替换的组织通常是脂肪或粗硬的纤维组织而不是真正的肌肉。结果就是即便肌肉质量**确实**依然保持相同,但肌肉变小了,力量减弱了。

这些变化在化验或物理测试报告中清晰可见,而在衰退肌肉中发生的问题却更微妙,但反映出更深层次的问题。肌肉除了数量的下降,质量也有某种程度的下降。这可以从蛋白质合成和氧化能力下降中明显地看出来。

在几乎所有细胞中,蛋白质合成速率都会随年龄增长而下降,尽管合成速率的变化因不同蛋白质而异。正如我们在前几章已经强调的那样,影响是多方面的,并且经常是意想不到的。其中显著的影响是修复变慢,次显著的影响是可用蛋白质质量下降,导致细胞功能异常,并引起肌肉力量的损失和氧化能力的下降。

衰老肌肉的总体代谢显示出可衡量的下降,这在线粒体功能中尤为明显。线粒体——细胞能量的关键变得越来越少,剩下的线粒体也变得不再那么有效。因为大部分线粒体蛋白质靠细胞核内的基因表达,而基因表达已随着衰老变缓,所以线粒体内蛋白质代谢的减少,导致可用能量,尤其是ATP的总体下降。线粒体越来越难为肌肉供应能量。伴随着这些变化,线粒体显示出摄氧量下降以及氧化酶活性下降。这些都是可预测的;随着蛋白质代谢变慢,可用蛋白质更可能变为损伤蛋白。因为可用ATP变少,老年人肌肉的耐力和力量都减弱,通过限制肌肉中产生蛋白质的能量,进一步限制了蛋白质代谢和细胞修复。

蛋白质代谢中最显著的变化是那些对能量代谢有关键作用的相对不常见的蛋白质,但即使较稳定的蛋白质代谢有略微下降,也会引起肌肉力量的丧失。肌球蛋白是参与肌肉运动的关键蛋白,其代谢速率较低,而它在衰老肌肉中代谢速率甚至更低,这导致了相同的后果:无功能蛋白所占的比例变多,肌肉质量丧失。无论是在年轻肌肉还是衰老肌肉中,代谢速率与锻炼相关,尤

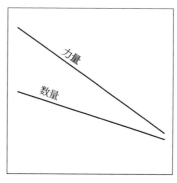

年轻 ---------- 衰老

随着年龄增长,肌肉质量和力量都下降,但肌肉力量下降得更快。

其是有氧运动。尽管阻力训练可以提高肌肉数量,但有氧运动能提升蛋白质代谢,从而更能提高肌肉质量。无论如何,这些都会随着衰老而变弱:假若有一定量的锻炼(有氧或其他),年轻肌肉的得益一般会比衰老肌肉更大。假若持续保持稳定量的锻炼,肌肉质量和力量都会随着年龄而下降。

长期以来人们相信大量肌肉衰老可以通过锻炼来预防或逆转,而实际上,锻炼只能起到有限的作用。习惯久坐的中年人或老年人通过锻炼肯定能提升肌肉质量和肌肉力量,但随着年龄增长,要想从锻炼中得益变得越来越难。总之,锻炼总有益处。不锻炼的话,年龄相关的力和量损失会更**多,但锻炼本身无法预防或逆转肌肉衰老**。换句话说,即便锻炼对实际肌肉衰老没有效果,但锻炼能帮助老年人肌肉功能运行得更好。

以上说法可能不适用于所有人。老年人中,有许多就不能生长肌肉,显然是由于年龄相关的变化,人群数量也随着年龄增长越来越庞大。说来也怪,这可能是因为肌肉有一个有趣的特征:肌肉来源于肌肉干细胞,或者说肌细胞。人们曾经普遍认为肌肉细胞如同神经细胞,出生之后不分裂。而我们后来发现了例外,即我们确实观察到肌肉和神经细胞依然分裂,甚

至在成人中。但问题仍存在,这种细胞分裂在实际应用中有多重要?你可能下意识地认为这只是一个学术问题,但事实证明它具有重要临床意义。端粒缩短,因而细胞衰老,这种现象几乎只发生在分裂的细胞中,所以显而易见的问题就是肌肉是否"真的衰老"。也就是说,它们的端粒是否随着我们变老而缩短?

简要知识点

肌 肉 衰 老

年龄:通常成年早期肌肉开始流失,可能是体育活动减少的结果,在女性绝经期后肌肉流失更甚。即使在其他健康人群中,没有意外的话,一般在 40 岁前后,肌肉质量和肌肉纤维数量流失开始凸显。这是个循序渐进的过程。在一些其他衰老相关疾病中可见的明显拐点,比如骨折、心脏病等,并没有在肌肉衰老中观察到。

统计:肌肉衰老耗费成本和其他统计数据很难准确获得,因为它们大部分会造成再次伤害,例如:摔倒、骨折、关节置换、二次感染。同样,肌肉的流失也可能导致糖尿病和其他病症的增加。

诊断:肌肉衰老的病征显而易见,可能会看上去瘦骨嶙峋。

治疗:"利用它或失去它"越来越成为推荐的疗法,尽管运动的潜在益处因人而异,在个体之间变化显著。随着我们年龄增长,运动越少越容易失去肌肉,也越来越难通过运动来获得肌肉。而对此并没有其他有效的疗法。

现有的肌肉细胞最初由肌原细胞(一种肌肉干细胞)或肌卫星细胞(一种在成人肌肉组织中发现的肌肉干细胞)而来,所以在老年人中肌肉细胞一定经历了细胞分裂,因此端粒缩短。实际上,有证据显示若机体内循环有更广义的多能干细胞,其中一些不仅能分化成肌肉干细胞,还可以变成完全正常功能的肌肉细胞，包括心肌细胞。

所以，在老年人中发生的如在骨骼肌肉和心肌中肌肉质量和数量的逐渐丧失，反映了他们从多种来源获得干细胞替换肌肉的能力逐渐降低。肌肉衰老是由于同样发生在其他系统如骨骼、关节、皮肤中的过程所造成的，即端粒缩短，并引发逐渐的和目前无法弥补的功能丧失。

皮肤衰老

有一种普遍但略不准确的观点认为皮肤衰老仅仅是外观上的。这种观点有两种来源。第一种是我们能充分察觉到亲朋好友死于心脏病、中风、癌症和阿尔茨海默病，但我们通常不太能意识到有人死于"皮肤衰老"。第二种是我们被周围各种广告不停洗脑，面霜、乳液、药物、各种广告语标榜"去除皱纹"、"使你的皮肤重现年轻"或"挑战衰老的痕迹"的治疗。人们因此在这些产品上花费数十亿美元。其中一些，比如保妥适肉毒杆菌（Botox），的确有可观的美容效果，但许多最广为使用的产品所宣传的效果都是缺乏依据的。即便如此，它们还是销售火爆，且售价高昂。即使使用如保妥适肉毒杆菌这类"抗衰老"皮肤产品，确实有如广告所宣传的效果，但其结果也仅仅是表面的，而我们关心的问题是衰老皮肤的医学基础。

首先，你可能会惊讶于确实有极个别病人死于皮肤衰老。极端的皮肤衰老可以导致感染保护屏障丧失，使患者死于感染性皮肤损伤。即便是年轻人也会死于穿透皮肤屏障的感染，而且这种死因的威胁程度随着年龄增长而提升，因为病变不仅减弱了皮肤作为安全物理屏障的功能，同时也不能再提供充足的血液供给和有效的免疫反应。

然而更典型的是，基于多种原因，与其说衰老皮肤是死亡的原因更不如说是一种重要贡献因素。皮肤衰老后物理屏障或热绝缘等功能有所下降，机体浪费了更多的能量去维持正常体温，进而治愈创伤、感受创伤和免疫应激的能力都逐渐减弱。这些以及其他衰老皮肤的变化，导致了身体其他部分的负担迅速增加,进一步给其他本就处于衰老和失去能力阶段的系统加压。

皮肤基本上由两种细胞构成:纤维细胞和角质细胞。实际上,正常皮肤中发现有大量其他细胞类型,包括有特殊结构的细胞如毛囊和皮脂腺,也有从其他地方进入皮肤的细胞,如血管和神经,以及随血流移动的过度细胞(也称为"游走"细胞)。构成皮肤外层的角质细胞——表皮——会持续分裂,替换流失细胞,并在我们日常生活中脱落。因此,它们的端粒随着我们的寿命持续缩短,随之而来的是表皮内衰老相关的变化。

表皮向内一层,即真皮更加复杂,包括固定细胞,如成纤维细胞,也包括游走细胞,如巨噬细胞、单核细胞、淋巴细胞、浆细胞、嗜酸性粒细胞和肥大细胞等这些发挥免疫功能的细胞。纤维细胞是真皮内的关键固定细胞,可以分裂形成成纤维细胞和脂肪细胞。成纤维细胞产生并维持胶原蛋白和弹性蛋白纤维细胞外间质,将细胞连接。脂肪细胞常见于年轻皮肤,能保护身体充当物理缓冲和热绝缘体。随着这些细胞流失,纤维细胞分裂并替换成新的成纤维细胞和脂肪细胞,但伴随着端粒长度的逐渐缩短以及再一次引起真皮组织内衰老相关的变化。

不管是在真皮还是表皮中的皮肤细胞,它们的基因表达模式都会随着我们衰老而改变,分裂得更慢、产生的数量更少、功能行使能力减弱。比方说成纤维细胞替换胶原蛋白和弹性蛋白纤维的细胞外基质速度更慢,更易产生变化了的纤维。我们衰老后,皮肤失去强度(胶原蛋白)和弹性(弹性蛋白)。同样,脂肪细胞变得更少,从而引起皮肤脂肪的总体流失,而角质细胞分裂更加缓慢,无法跟上细胞流失速率——造成了表皮细胞数量减少。

随着衰老,这些变化仅通过外表和感觉来看是很明显的。我们发现衰老皮肤愈合得更慢,细胞不再快速分裂,容易裂口,因为胶原纤维强度不再如年轻皮肤一般。当我们提拉皮肤,弹性纤维不再快速收缩恢复原位(或不能恢复)。皮肤凸显"沟"和"壑"。若真皮中脂肪细胞流失,皮肤——如今失去了足够的缓冲——更容易受伤，即使是轻微的颠簸或碰擦，瘀伤也在所难免。当脂肪流失，身体散热加快，更易受寒，这促使我们的新陈代谢系统消耗更多卡路里来保持正常体温。

然而，衰老引起的最常见变化之一不在表皮中，也不在真皮内，而是在两者之间的边界。在年轻肌肤中，真皮-表皮交界处互相交错，无严格界限，这意味着交界处像手指一样互相缠绕，强机械力的联结使得表皮-真皮几乎不可能完全分离，使得年轻肌肤十分坚韧。然而在衰老肌肤中，这种相互交错连接日益不牢靠，边界不再缠绕而变得几乎平整，液体小泡（微大泡）完全不能黏附，使得老年人的皮肤只因最轻微的碰触就会擦伤。比方说，如果一个老年人绊倒并跌倒，在摔落过程中因前臂划过椅子边缘，她可能拉下大片层的"纸片状皮肤组织"。众所周知，衰老的皮肤很脆弱，易裂口，并且几乎不可能恢复成原样。

简要知识点

皮 肤 衰 老

年龄：皮肤衰老是一个逐渐累积的终身的过程，没有特定的发病年龄。衰老的速率因人而异，但除了衰老本身，暴晒，尤其是紫外线，它能加速端粒缩短和皮肤衰老。

成本：初级医学成本与升高的损伤率、感染、代谢胁迫，以及那些卧病在床的褥疮性溃疡有关，但很难明确地将这些费用与衰老皮肤相关费用区分开。另一方面，美国人每年花费200亿美元或更多用于化妆品、药物（如保妥适肉毒杆菌）和整形手术上，希望能因此使皮肤看起来更年轻。

诊断：我们几乎不需要医生来告知皮肤什么时候衰老。这是我们自己也能评估的事物。皮肤衰老的医学评估通常靠测定皮肤弹性，这是一个非常普遍且有效的年龄指示标志,有时也可以由活体组织切片来评估。同样的,皮肤衰老可导致溃疡——尤其在卧床患者中——通常根据深度、大小和深层结构的穿透程度,主动侵染等情况进行评估。

治疗:所有用于抵抗皮肤衰老的产品和步骤顶多只有美容效果,也许可能有少数例外。一个是含有视黄酸的产品,可以提高细胞代谢率(并可能实际上加速了端粒缩短);另一个是 TA-65(详见第四章),声称可以减缓端粒丢失或甚至重新延长皮肤细胞端粒,这是唯一一个显示出些许效果的。紫外线防护(防晒霜)通过减少紫外线对皮肤的伤害也能减缓皮肤衰老。

衰老皮肤随着时间推移逐渐变薄、变弱、受损,尤其是暴露于太阳光下的区域。当皮肤出现皱纹、老年斑或黄褐斑时,这意味着它已经失去对色素细胞的有效控制,导致了小而不规则的深色色素沉着。皱纹和"皮肤干燥"的产生原因不是水分流失,而是皮肤细胞流失以及细胞外基质的损伤。随着皮肤细胞不再修复和替换损伤,频繁微创伤的区域,就是那些肌肉反复收缩的皮肤,如面部展示表情的区域,开始显示突出并持久的变化——皱纹。同样的效果——但是更分散和更精细——发生在皮肤的其他部分,比如手背和前臂后部,随着皮肤失去弹性和细胞萎缩而显现出数以千计的细微皱纹。

内分泌衰老

洛温斯坦(Lowenstein)!这个名字使我回想起报纸上的只言片段,一个默默无闻的科学家通过某种不为人知的方式研究着返老还童和长生不老药……当我写信给这个人告诉他,要追究他

对流通这种毒药的刑事责任，这样我们将不会有更多的麻烦。但
这样的事可能还会再次发生。

——亚瑟·柯南·道尔爵士（Arthur Conan Doyle）

《爬行人》（*The Adventure of the Creeping Man*）

历史上存在着这样的说法，各种不同的激素将会逆转衰老。在这些言论中，尤其是早期的言论，都聚焦于性激素，特别是来源于男性性腺的激素。在亚瑟·柯南·道尔爵士的《爬行人》一书中，一名老教授为了重获年轻和性能力使用了叶猴身上的提取物。柯南·道尔的这本小说以一名法国外科医生瑟奇·沃罗诺夫的工作为原型。一个世纪以前，这名医生因将猴子的睾丸移植给了他的病人而臭名昭著，最终他也没能成功得到激素提取物，他甚至将他的工作集结成书《嫁接返老还童》（*Rejuvenation by Grafting*）。尽管这本书早已绝版，但是亚瑟·柯南·道尔爵士笔下的福尔摩斯的故事却流传至今，脍炙人口。

沃罗诺夫医生并不是最后一个愚昧之人。如今，虽排除了猴子的腺体能返老还童的可能性，但人们还是一厢情愿地相信生长激素、褪黑素以及雄激素能够带来延缓衰老的作用，然而并没有实验数据支持这一理论。

许多年来，内分泌系统的衰老被宣称是导致衰老的原因，激素替代物则被炒作为治疗法。但是，并没有证据表明激素会引发衰老，更不用提可以用来延缓衰老，或者在任何方面影响衰老。当然，在正确的情况下使用适当剂量激素是有益的，但在不当的情况下或使用的剂量不适都会诱发疾病甚至死亡。或许最常见的内分泌治疗法——仍处在争议中且携带着明显的风险——就是激素替代疗法。激素替代疗法通常仅仅是指女性在绝经后使用雌性激素或黄体酮。这种疗法最早在 20 世纪中叶前提出，当时药物来源已经发展成熟。到 20 世纪末，在美国这种疗法已非常普遍。许多患者都感觉激素替代疗法推迟了他们的衰老和与衰老相关的疾病的到来，而多数实验数据表明那都是错觉。更糟糕的是，虽然这也可能取决于

此疗法何时实施①,一些实验表明女性在使用了激素替代疗法后会增加患阿尔茨海默病、乳腺癌②、中风③和心脏病的概率。

　　使用其他激素延缓衰老兴起于 20 世纪中期,尤其是生长激素,在 20 世纪八九十年代由于商业化生产而加速增长。褪黑素更因商业化运作被认为是"青春之泉",尽管完全没有支撑的实验数据表明它有如此益处,更不用提褪黑素的水平可能并不会随着年龄增长而变化。现在"激素替代疗法""青春之泉"已深入人心,就如同一百多年前,人们轻信猴子腺体移植疗法。尽管大家轻信"抗衰老激素"的作用和商业化市场的丰厚利润,但并无证据表明激素对于衰老本身有任何影响。此外,也没有逻辑论证表明激素应该影响衰老。如第三章所言,如果内分泌腺是掌握衰老进程的定时器,那么问题的关键是,内分泌腺是何时衰老的? 那些古怪的坊间流传——几乎完全建立在一厢情愿的想象之上——缺乏证据和合理推测,从过去到现在,甚至未来,都将如影随形。

　　另一方面,尽管内分泌系统并不掌控衰老,但是我们体内的许多激素水平的变化模式会随着我们年龄增长而变化。一些激素水平会慢慢降低(比如睾丸素水平),一些则会突然减少(比如更年期时的雌激素水平),还有许多激素水平则因为生理刺激呈现出异常增加(比如肾上腺素、甲状腺素和其他激素)。虽然大部分激素替代疗法的拥护者知道许多激素水平会随着年龄增长而降低,但很少有人意识到随着年龄的增长,对激素的过度响应会造成严重的生理控制失衡。出现身体机能失调的关键不在于体内低水平的激素循环,而在于这些激素不再像从前那样对外界刺激发生迅速或有效的响应。

　　此外,伴随衰老发生的许多重要的内分泌问题并没有被大量激素替代疗法的支持者们所重视。比如,发生在细胞而非血液内的胰岛素耐受性问题,众所周知的Ⅱ型糖尿病(许多患者衰老的标志)就与胰岛素水平变化相

---

① http://link.springer.com/chapter/10.1007/978 - 3 - 319 - 09662 - 9_18.
② http://www.breastcancer.org/risk/factors/hrt.
③ http://onlinelibrary.wiley.com/enhanced/doi/10.1002/14651858.CD002229.pub4.

关联(当血糖变化而胰岛素的水平却无法迅速准确调节)。但是,很多问题都在于衰老细胞响应胰岛素水平的能力。类似的问题也发生在其他内分泌系统中,我们面对衰老的最主要问题不在于血液中激素水平的变化,而是细胞对这些水平变化(和缺失)的响应。随着衰老,这些复杂的变化可能在其他新陈代谢的机能障碍中扮演着重要角色,即"代谢综合征",高胆固醇血症、低密度脂蛋白的增长、降血钙素①应答及许多肥胖症中的潜在变化。

　　最后,一个普遍的假想或提法就是,若能将那些随着年龄增长而降低的激素水平恢复到年轻人水平,那么人们就会变得更健康。这个假想普遍到几乎从未被激素替代疗法的拥护者们质疑,他们仅有的疑虑是需要多少的激素才能"重返正常"。当激素变化是真正导致疾病的**原因**时这种推论才可能是正确的——就像原发性生长激素缺乏,儿童缺乏正常生长发育所必需的生长激素——不能盲目听信上述说法,激素变化不是原因,是次要的。举个简单的例子,Ⅰ型糖尿病患者缺少产生胰岛素的能力是导致疾病的原因,通过**合理**增加血液中的胰岛素水平可以预防由高血糖引起的死亡(但这并不是长久解决之道)。急性糖尿病患者的胰岛素长期都维持在较低的水平因而需要持续补充。另一方面,空腹也会降低胰岛素水平,但若空腹的人服用胰岛素也可能会致命。在后一种情况下,低水平的胰岛素并不是主要问题,而仅仅是由于空腹导致的低血糖所产生的次要结果。

　　考虑到伴随衰老产生的众多变化也能得到上述论证,激素替代疗法的拥护者们可能会说你的睾丸素或雌激素水平随着年龄增长而降低,如果能够提升激素水平对你是有益的。但是,如果这种与年龄相关的变化是次要的,那么,改善激素水平便不会如我们预期看到的那样。并且如果激素水平的变化是对机体的一种保护,那么人为提升激素水平其实是在引发健康问题。激素替代疗法的问题并非在于某些情况下可能毫无裨益,而在于低水平的激素是有害的这种错误的假设。在评估激素替代疗法的潜在效益时,我们需要

---

① 一种调节骨量和骨质疏松症的激素。

看的是实验数据,而非轻率的假想。如前所述,现有数据表明将雌激素水平增加至女性绝经前"正常水平"会导致增加患阿尔茨海默病和其他与衰老相关疾病的概率。正常情况下应根据年龄和结果去定义激素水平。如果雌激素诱发疾病和导致更高的死亡率,显然它的水平不是"正常的"。

简要知识点

内 分 泌 衰 老

年龄:在衰老相关的激素水平变化上,达成的唯一共识是,这种变化发生在绝经期,并且雄激素水平或多或少也会逐渐降低。绝大多数人生长激素水平会下降,但是否与衰老、不活动、睡眠模式的改变、饮食以及疾病等存在着相关性还尚无定论。

成本:各种粗略统计显示,抗衰老内分泌疗法在全球市场已达到每年 30 亿美元。

诊断:可以在实验室测试的基础上对激素缺乏进行准确诊断,尽管在某些情况下需要特殊准备或者反复试验。

治疗:对于大部分的激素,若其水平低于各年龄段的正常情况,一般都有救治方法,但是对于治疗方案的可取性还有许多实质性争议,并且越来越多的人认为风险会超过预期的效益。**买者自负。**

为了表达得更清楚,我最后再说一遍,特定的激素在特定的情况下发挥特定的功效,而**激素替代疗法对衰老毫无作用**。

定位系统和特殊案例

肺衰老

我们年纪越大,呼吸就会越困难。在休息或者日常活动中,我们只用到肺功能的很小一部分，因此许多老年人都没有意识到他们肺活力的显著衰退。当我们剧烈运动时，所有可能潜在的肺功能问题就会暴露出来。衰老首先会削弱我们的肺活力，接着影响到我们日常活动的呼吸功能。

即使不考虑抽烟、伤害、感染以及其他肺功能损伤等情况，我们的肺也在缓慢而逐渐地衰老。年轻时，我们注意到只有在剧烈或长时间运动时才会感到呼吸急促。随着年龄渐增，即便运动强度不高，也会出现呼吸急促。此外，任何肺部旧疾更会加剧这一过程，而许多长期吸烟者即使在没有运动的情况下也会感到呼吸短促。

衰老本身，而非其他原因，就会导致肺部很多方面的改变。最显著的是肺结构的改变、血管变化，还有免疫系统变化。血管和免疫系统在本书其他章节有所阐述，所以我们现在着重讨论肺结构的改变。

衰老相关的肺部结构变化基本上是指肺泡表层的逐渐缺失（如慢性阻塞性肺病），但是也会在肺泡间发生（如间质性肺病）。肺泡，即可以与血液供给发生气体交换的小囊泡会随着衰老逐渐变少。想象两个小的肥皂泡融合形成一个更大一点的肥皂泡。我们的小肺泡也是如此，其结果是只有一小部分的区域用来气体交换而肺却未完全发挥功能。这个问题很大程度上是由肺泡缺失造成的。而当肺组织失去弹性、支撑性和肌肉功能，就会导致气道狭窄。这两个问题会导致本就狭窄的气道彻底关闭，进而减少可用的肺泡表层。这些因素累积的结果就是，尽管总肺容量可以随着年龄增大仍保持相对恒定，但是肺**内部**的肺泡数量、表层面积及复杂度都大大降低，维持有效的气体交换会变得越来越困难，所以需要更费力才能摄取氧气并带走血液中的二氧化碳。血液中二氧化碳的水平逐渐缓慢升高，而氧气水平则缓慢降低。

这种结果产生的临床症状尤其是主观呼吸急促的人群可能是衰老问题中最可怕的一个。呼吸困难，如溺水或窒息，击打着内心最深处的恐惧，引起恐慌。急性中风和心脏病发作导致猝死。患老年痴呆症是不幸的,其他与衰老相关的疾病虽可能会导致残疾,但是呼吸困难才真正令人恐惧,一旦出现肺功能的衰退,这种恐惧便如影随形。幸运的是,这种程度的肺功能衰退在正常衰老情况下并不常见,有严重症状的人大多是吸烟者和患其他严重肺部旧疾的人。虽然如此,如果我们活得足够长,如果我们没有被其他与衰老相关的疾病所打倒,那么上述症状还是会发生在我们身上。要阻止这种情况的发生,唯一的方法是从细胞层面避免肺部衰老。

随着年龄增长,我们的肺部细胞不仅会越来越少,那些仅存细胞的端粒长度也会越来越短。这些肺泡细胞及肺部的其他细胞,如间质细胞、免疫相关细胞(如巨噬细胞),以及毛细血管壁细胞的端粒也会越来越短。在所有情况下,这些结果包括端粒缩短都会因吸烟、严重复发的肺炎和其他肺部疾病而加剧。

慢性阻塞性肺病是最常见的与衰老相关的肺部疾病,尽管已经好多年不提这个专业名词了,且其临床诊断常常与肺气肿、特发性肺纤维化、弥散性肺间质纤维化和间质性肺炎等其他肺病相混淆。这种重叠而混淆的诊断主要来源于衰老相关肺部变化是从肺泡(如慢性阻塞性肺病)到肺泡之间的组织(如间质性肺病)发生的一系列改变。尽管可能存在不同的衰退表现形式、不同模式的诊断标志和某种程度不同的疗程,但所有这些变化累加起来最终导致了肺功能的衰退。在所有收集到的不同案例中,都存在一个共性:它们与衰老息息相关,并且会因吸烟、污染和感染等肺部损伤而病情加重。最重要的是,罹患此病的患者最终结果都是相同的——肺衰竭、呼吸困难、无法进行日常活动和高死亡率。

衰老相关肺部疾病通常具有相同的细胞病理学特征:损伤、细胞凋亡、端粒缩短、基因表达模式改变、细胞功能变异、组织功能受损和随后明显的临床疾病。若肺受过损伤,如吸烟、空气污染、感染等,则肺部细胞变化会加剧。这些损伤会加剧肺部细胞凋亡,迫使细胞加速增殖,进而加快细胞端粒缩短,产生表观遗传变异,诱发严重的与衰老相关的肺部疾病。除了对症治疗，目前还没有临床干预措施去预防、阻止或显著降低与衰老相关的肺部疾病的发病。

简要知识点

肺　衰　老

年龄：从二三十岁起，有相当一部分的肺泡缺失。男性的缺失速率高于女性。肺间质病变——在肺泡间的组织——伴随衰老有着相似的变化，但通常被诊断时已为晚期并且病情发展迅速。

统计[①]：人群中约有5％的人被诊断为慢性阻塞性肺病。在一些发达国家，这种疾病的死亡率排名第四。其罹患率上升很大程度是由于在发展中国家越来越多的人开始抽烟，而在全球来说，长寿的人越来越多。

成本[②]：仅美国而言，据估计，花费将近500亿美元。

诊断：诊断通常基于临床症状（如呼吸困难、咳嗽和痰）和体检，通过X射线、肺功能检测、动脉血气和高分辨率计算机断层扫描等检测，尤其是在间质性肺病诊断中。在一些情况下，也会用到肺部活检。

治疗：现有的治疗大部分都是支持性的。这些治疗可缓解急性症状，但是总体而言对治疗疾病几乎收效甚微。任何情况下，患者应戒烟，避免其他因素加速肺损伤，如空气污染和感染。治疗方式包括抗生素（治疗急性细菌感染）、血管扩张剂、类固醇、疫苗接种（预防肺炎球菌或病毒感染）、氧疗、肺康复疗法，或者在某些极端情况下采用肺移植。

---

① http://www.cdc.gov/copd/data.htm.
② http://www.lung.org/lung-disease/copd/resources/facts-figures/COPD-Fact-Sheet.html.

与其他生理系统类似,延长肺部细胞的端粒长度才是有效的治疗手段。

肠胃衰老

胃肠道从口腔一直延伸到肛门,集合了不同组织与相关营养功能:进食、消化、吸收营养物质、排泄废物。总体来说,人体是一个甜甜圈/一个螺旋线圈——胃肠道系统代表通过环形中心的孔或管道,这个管道无论是形状还是功能都非常复杂。

口腔中,与年龄相关的变化通常是牙齿,包括牙周疾病和牙龈炎发病率的增加。发病诱因可以简单地归咎于所有与年龄相关的牙齿变化,包括从牙釉质逐渐被腐蚀和牙齿脱落,到"不可避免的牙齿磨损"。很大程度上,这也合情合理——甚至超越了儿童成长过程中牙齿的更换——没有任何手段能够阻止或逆转由于过度使用牙齿造成的磨损。另一方面,与衰老相关的牙齿变化因食物来源(糖、酸等)和刷牙次数少及不使用牙线而加大。我们有理由认为免疫系统老化在衰老过程中也扮演着重要角色,当然,慢性低程度感染的牙周疾病在病理学方面也不容忽视。研究表明端粒缩短与牙周疾病和免疫衰老都相关。

无论是遗传、饮食抑或卫生原因,尽管有些人年事已高,但都能或多或少地保持牙齿完整性,而另一些在成年早期大部分或所有牙齿就脱落了,甚至在其他系统表现出衰老变化之前。虽然在免疫相关细胞中延长端粒有可能显著改善口腔健康,特别是预防牙周疾病,使得在年迈时满口牙齿仍能保持健康,这些研究也表明了饮食和口腔卫生将始终作为牙齿衰老的主要预测因子。

发生在肝脏和肠道中的变化是否与衰老相关往往很难辨别清楚,因为许多疾病都随着我们年龄的增长而开始或恶化,包括胃食管回流和各种肠道疾病,如克罗恩病、局部性肠炎、肠易激综合征等。在很多情况下,这些疾病可能由胃肠道系统或免疫系统中的细胞衰老而引起或恶化。但在衰老的背景下,这些疾病大部分都会发生,暂时没有必要来讨论它们。

然而，肠道中还是有与年龄相关的变化发生，其中大部分变化与肠壁本身功能变化相关，而与上文提到的疾病没什么关系。即使在没有特定疾病的情况下，肠道衰老表现在吸收、免疫功能与肠道蠕动等方面都有明显的功能丧失。肠道越衰老，其吸收营养和进行有效营养吸收所需产生各种酶和辅助因子的能力就越差，特别是对铁、钙、锌和维生素 B_{12} 和维生素 D 的吸收，口服药物也可能吸收不佳，使药效大打折扣。肠壁失去肌肉力量，肠道蠕动——使得食物向下移动到达肠道的收缩波——变得效率低下并增加便秘概率。肠壁失去强度和弹性，使得蠕动波可能导致肠壁在通过正常肠壁扩张的小气球状袋向外膨胀。这些肠憩室就会发炎（憩室病）或感染（憩室炎），在老年患者中引发严重的发病率或死亡率。约超过一半的 70 岁老人[1]患有憩室病并通常伴有并发症。

总体说来，胃肠道细胞特别是负责吸收和产生辅助因子的细胞、肌肉细胞、免疫细胞分裂且端粒缩短，延长端粒有望改善衰老相关变化。

泌尿生殖衰老

肾脏、膀胱还有相关组织结构也会发生衰老相关变化。其中一些与我们每个人都息息相关，比如肾功能；另一些会影响与我们共同生活的人，比如夜尿次数多会吵醒睡一张床的人。当然，衰老不仅影响膀胱等泌尿生殖结构的功能，还影响着和我们一起生活的人。

肾负责过滤血液中的杂质，循环回机体仍然需要的物质，排出不需要的东西。这两个任务：排出废物，保留所需物，随着年龄增长效率会变得越来越低下。细胞新陈代谢过程中，剩余的肾细胞端粒变得越来越短。随着衰老细胞的数量越来越多，效率也越来越低，这会导致肾单位——肾脏的过滤单元的减少。而其他的器官，如动脉管壁和毛细血管床也表现出与年龄相关的变化。总的来说，随着年龄增长，肾脏和血管的变化会增加高血压

---

[1] http://www.lung.org/lung-disease/copd/resources/facts-figures/COPD-Fact-Sheet.html.

的风险。而随着肾单元的减少，更多的衰老细胞出现，肾脏工作效率降低。随着动脉衰老，过滤效果变差，血压升高。最后，为防止肾功能紊乱，血液中几个重要的分子水平必须严格维持在限制范围内。即使这些分子水平处于正常状态，它们往往不太稳定，并且与年轻人相比更易变得异常。对于大部分人而言，衰老的肾脏具有足够的储备来维持每日机体正常运作，但是当肾脏逐渐失去储备功能，则可能发生肾衰竭。年纪越大，越容易出现严重的肾脏问题，包括肾衰竭。

不仅仅膀胱自身会发生细胞凋亡和功能缺失，膀胱壁细胞也会丧失弹性蛋白和胶原蛋白，其结果表现为膀胱变得没有弹性，没有可扩张性并且憋不住尿，肌肉膨胀和收缩刺激逐渐丧失，出现尿不尽现象，起夜如厕次数增多。所有这些变化，加上免疫系统的衰老，都让我们更容易发生尿道感染、小便失禁或者尿液滞留。

无论男女，泌尿生殖系统衰老引起的巨大变化对性生活有着显著影响。对男性而言，随着年龄增长，开始并维持勃起会受到影响。但是有很多因素会加剧勃起功能障碍的发生与严重程度，比如肥胖、吸烟、喝酒和缺少运动。毫无疑问，衰老本身也是造成这一问题的主要罪魁祸首。此外，维持勃起的血管细胞发生变化，如细胞分裂、端粒缩短以及表观遗传模式的改变，都会造成勃起功能障碍。对女性而言，最显著的变化则是在绝经期发生的阴道黏膜的改变，这些黏膜细胞分裂，端粒缩短。表观遗传模式的改变由两方面造成：缩短的端粒长度和较低的雌激素水平。雌激素，类似于其他类固醇激素，直接结合染色体并调控基因表达，这使得阴道黏膜变得更薄，缺失肌肉和弹性，正常润滑能力下降。

感官衰老

感官系统衰老多种多样，包括触觉、视觉、听觉、嗅觉和味觉的衰老。触觉的变化常常会被忽视，可能是因为这种变化类似于温水煮青蛙，并且在日常活动和社交中的作用不突出。嗅觉和味觉衰退也是如此，但衰退得相对明显，尤其是当我们遗憾不能享受美味时更容易察觉。最糟糕的是，视力和听力灵敏度的丧失。视觉和听觉在我们工作、娱乐和社交中扮演着不可或缺的角色，因此衰老时能敏锐觉察到。

我们能察觉到感官系统的功能下降，但此现象的起因很少是由于感官系统受体**内**的敏感性缺失，而是受体**间**的辨别能力下降。比如触觉，单个的传感器也许还十分灵敏，但是触觉受体数量却大幅下降。这个原则几乎对感官系统都适用，但常常被误解。受体敏感性的缺失让我们听不清柔和的声音，受体之间失去辨别能力，都会造成听力下降。

触觉

当我们年纪越大，触觉受体丢失得越多。我们出生时伴随着一定数量的受体，每平方毫米皮肤上的受体随着成长和身体皮肤总面积的增加而下降，这一重要变化是由衰老造成的。任一受体可能还和以往一样敏感，比如轻触，但受体准确定位接触点的能力却大大减弱。虽然我们仍能感受到，但却不能确定身体的哪个部位或被什么物体所触碰。"两点辨别"是目前最精确的一种检测方法，即正常身体各处能够辨别同时被触及的两点之间的最小距离，以及被单点触及的位置。主观来讲，触觉能力的丧失更显而易见，通过触摸感知面料种类或我们口袋或钱包里装有什么东西。简单来说，我们会越来越疏于对物体的感知。有数据表明①，当一个人70岁时，每平方毫米的皮肤中触觉受体丢失超过80%，通过触摸，准确感知物体的能力只有年轻时的一半。如果仔细观察，我们会发现神经细胞数量通常只是轻微改变，而每个神经受体的数量和电传导效率都随着年纪增长而大幅下降。简言之，当我们变老，我们越来越迟钝，和年轻时相比，触觉也变得更差。

所有这些变化都可归因于细胞衰老。当末梢神经几乎不再分裂，此时细胞不太可能表现出衰老表型，在末梢神经产生髓鞘的细胞确保电信号快

---

① http://informahealthcare.com/doi/abs/10.1080/08990220310001622997.
　　http://informahealthcare.com/doi/abs/10.1080/08990220601093460.
　　http://www.scholarpedia.org/article/Touch_in_aging # Changes_in_touch_sensitivity_and_spatial_resolution_with_age.

速传导时,才表现出细胞衰老,这就解释了末梢突触受体的减少即是细胞衰老的表型。无论是轻触、疼痛、温度或是压力,这些末梢受体不仅在正常使用时被更换,细胞也会受端粒缩短的影响而衰老。

嗅觉和味觉

随着年纪增长,我们逐渐失去了辨别气味和味道的能力。与末梢触觉一样,受体细胞如鼻子中的嗅觉受体和口腔中的味蕾由于衰老而继发性减少。虽然我们感知强烈刺激的感受能力很少下降比如感知苦味和难闻的气味,但对于区分气味或味道的微小差异的能力却大不如从前,这种感受在吃饭时尤为显著,食物变得不像从前那样诱人可口。

嗅觉能力随着衰老明显降低,但还没有精确检测的方法,因为嗅觉是无法主观定量的。尽管如此,大多数研究表明,一般人到了 70 岁时气味分辨能力会下降,而在 80 岁人群中,这一现象更为普遍和严重。这种变化和我们衰老时嗅觉受体的数量降低是相符的。尽管这种受体可以被替代,尤其在年轻的哺乳动物中,这种替代效率随着年龄增长而下降,导致鼻腔中的嗅觉区域变小,受体数量减少。许多相似的过程,尽管并不是那么严重且易被察觉,发生在舌头的味蕾上。比如,年轻人的味觉受体只有孩提时代的一半,并且年纪越大,受体丢失得越多。即便如此,随着年龄增长,我们分辨五味的能力——甜、酸、苦、咸、鲜,相比于区分气味的能力还是高得多。气味在我们调味美食时大有作用,但无论享用美味或无味的食物时,衰老的我们主观上都能感到嗅觉的严重缺失。

这种味觉和嗅觉受体的逐步丢失,或者是受体代谢能力的下降,都可以归因于细胞衰老。现阶段针对受体丢失尚无有效的治疗手段,而延伸其余受体的端粒长度有望成为一种有效的干预手段。

听觉

即使在这个短信和邮件都很普及的时代,听力在我们的社交中的作用仍然不可轻视。尽管有手语和书写等交流形式,我们的文化仍需要声音发挥功能。伴随着年纪增长,我们的听力逐渐变差——通常见到一个老年人一手靠在耳后,问"什么?"老年性耳聋即衰老相关的听觉功能障碍是个极其普遍的现象,但他们的听力受损程度不尽一致。奇怪的是,常见的老年性耳聋患者并非听不到轻柔的声音,而是他们对高频声音反应迟钝,即对鸟鸣或电话铃声等不敏感,很难区分言语中的辅音。

伴随着衰老,言语分辨率会降低,即分辨不出说话者是在房间里还是在电影电视中。这对低频声调的影响很小如元音,但对高频声调影响很大如辅音。老年性耳聋患者能听得见声音,但分辨区别很困难,比如 bed 和 bet、feed 和 feet、rack 和 racked,因此很难将整句话的意思连贯起来,理解力也相应下降。

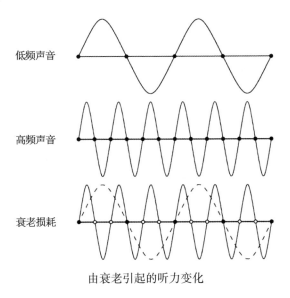

由衰老引起的听力变化

越来越听不清高频辅音的主要原因是听觉受体的工作方式发生改变。声音是由瞬时驻波组成(见上图),驻波激发听觉受体信号,图示为黑色弧线。高频率声音激发更多的受体,而低频率声音激发较少的受体。随着年龄增长,听觉受体也逐渐减少,图示用虚线弧线表示——丧失了分辨高频率声音的能力,包括谈话中的辅音。

除了高频声音分辨困难(理解力下降)困扰着大部分老年人,其他常见的耳疾也会找上门来。通常情况下,听力受损可能由多种不同原因造成,比如听觉受体丢失、神经系统受损、动脉粥样硬化、糖尿病、高血压、外伤、用药不当等。其中，动脉粥样硬化与细胞衰老直接相关，其他如外伤和用药不当则和衰老无关。但是听觉受体的丢失是直接由细胞衰老导致的，因为丢失的受体无法被新受体替代或无法正常发挥功能。唯一可能的有效治疗方案是延长剩余细胞的端粒长度。

视觉

大部分人认为视觉是最不可或缺的感官系统。随着年龄的增长，视觉的变化多种多样，但是完全失明实为罕见。40岁以后，几乎每个人都会察觉到看近处的物体变得吃力。像阅读、穿针引线、系鱼线变得很困难。尽管这种变化，即老花眼归结于晶状体调节能力的变化，也可能和睫状肌的变化有关。睫状肌负责调节晶状体形状以及眼球和相关结构的形状变化（散光），晶状体是对光线有屈光作用的透明细胞组织，将远处或近处的物体聚焦到视网膜上。这些晶状体细胞没有直接的血液供给，也没有线粒体存在，但仍保持代谢活性。大部分透明蛋白、晶体蛋白都由这些晶状体细胞产生，但如何循环利用这些成人晶状体中的蛋白，目前尚不清楚。

诱发老花眼的主要因素众说纷纭，一个很大的可能性是由于晶状体的外表层细胞逐渐累积增厚，造成晶状体的形状和弹性的改变。20岁过后，晶状体会更圆，需要睫状肌更费劲才能使物体聚焦。当然，如果这种简单模型就能精确解释老花眼的诱因，那么细胞衰老本质上可能并不是至关重要了，我们就只用传统的方法治疗老花眼——戴眼镜或隐形眼镜。另一方面，表观遗传调控完全有可能对晶状体蛋白或晶状体本身产生间接影响，也有可能睫状肌细胞的衰老使之不能准确聚焦在晶状体，这意味着这些细胞可以作为延伸端粒治疗手段的靶向目标。端粒酶疗法是否能缓解老花眼症状，目前仍存在争议。

随着年龄的增长，还会发生一个微妙的视觉改变，即对比灵敏度的减弱，这种情况通常表现为影像投射在视网膜时无法完全聚焦。这由多种原因导致，但视网膜神经节细胞的缺失或许是主要原因。神经节细胞负责处理视网膜上视觉信息的初步整理，然后传递给大脑。神经节细胞调节不同频率的细节，当这些细胞数量减少时，我们区分观察到的细节的能力就会随之下降，就好像从看视频的高清模式变成了标清模式。令人奇怪的是，神经节细胞中的一部分负责瞳孔的光反应和昼夜节律调控，老年人很容易出现这两种生理问题的原因，有可能就是这些细胞的逐渐缺失造成。

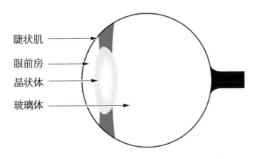

睫状肌负责调节晶状体形状，使其能够聚焦于近、远的物体。随着年纪增大，近距离的物件在眼睛上呈像就会变得模糊不清，至于原因，众说纷纭。

老花眼是最常见的与衰老相关的视觉变化，但这不是最担心的。实际视觉损失不仅仅是视敏度降低，可能由多种疾病导致的，包括老年性黄斑变性、青光眼、白内障、糖尿病相关的眼部疾病等。其中一些疾病与血管变化明确相关——下章会详细说明——其他则是眼部本身的问题。

老年性黄斑变性是老年人致盲的主要原因。由于"中心视力受损"——视网膜中央凹病变，即使周边视觉没有受损，老年患者看事物也会模糊不清。凡是涉及辨别细微的东西，比如看书、识脸，都会受到影响。老年性黄斑病变患者仍能看到物体轮廓，所以日常生活还能继续，但随着病情发展，会引发一系列的继发性病理改变。老年人患此病的风险极高，且发病率还在逐年增长。在退休十年的老年人（65～75 岁）中约 1/10 的人患有不同程度的黄斑变性，而在接下来十年中，发病率上升到 1/3。黄斑变性病症初期黄色素沉积，即在黄斑上形成玻璃膜疣。沉淀的色素可能来源于局部细胞或是免疫细胞，目前还不确定，但有理由认为这些色素是由细胞衰老引起的功能紊乱而产生和调控的。如果事实真是如此，即衰老细胞的表观遗传变化引起色素沉淀,那么现有的治疗手段本应是无效的,然而事实正相反,因为这些干预手段重在缓解病症而非药到病除。延伸端粒能否阻止或治疗老年性黄斑变性还是未知数,但这是现有干预手段中最有可能的治疗方向。

白内障是一种晶状体疾病,发病率随着年纪增长而增加,因白内障而失明的患者约占全球失明患者的一半。虽然"衰老"总是被列为主要原因,但白内障的发病还和糖尿病、外伤、辐射(尤其是紫外线)、遗传、皮肤病、吸烟及某些药物的使用有关。随着白内障恶化,晶状体变得越来越浑浊,直至失明。白内障这个词本身隐喻瀑布中白色的水花(不透明)。白内障似乎和晶状体蛋白质的含水量增加有关。这些晶状体蛋白质随着年龄增长而变性降解。尽管普遍的猜测认为晶状体蛋白质在人的一生中都不会发生变化,因此不需要维护或替换,但最近的研究表明这些猜想过于简单①。虽然其分子机制尚不明了,然而研究表明,成年人中晶状体蛋白质会随着时间迁移而逐渐替换,这显然是基因表达变化的结果。晶状体——成年人的晶状体是一个处于动态变化的器官,维护着晶状体蛋白质正常的运输和更新。这种功能紊乱导致了白内障的发生。表观遗传模式和蛋白质功能恢复正常是否能阻止和减轻白内障的病情仍然未知,这取决于临床研究是否能提供有效治疗手段。

青光眼有时被称为"视力的无声窃贼"(silent thief of sight),但急性"闭角型青光眼"发病时会引起剧烈痛苦,与"无声"相去甚远。这是全球继白内障之后排名第二的致盲眼病。青光眼通常是由于眼前房内压力增加所致,眼前房位于眼角膜后和晶状体之前的部位。眼前房压力的增加导致压迫晶状体往后,这会增加眼球内部压力,阻碍血液向眼睛供给,导致视网膜细胞、视觉受体和视神经细胞死亡,严重时就会失明。产生这个问题的原因在于眼前房内容物——眼房水再吸收问题。当眼房水持续分泌而排出受阻,导致眼房水蓄积,眼压升高,容易诱发青光眼。现有的医学治疗手

---

① http://www.ncbi.nlm.nih.gov/pubmed/23441119.

段一般选择减少眼房水分泌，或是通过不同的方式增加眼房水的流出。青光眼主要分为两种类型：开角型青光眼和闭角型青光眼，具体的分子机制和与细胞衰老之间的联系都还有待作更进一步的研究。在一些研究病例中，端粒区域的基因与某些特定形式的青光眼有关。而更典型的青光眼与衰老的相关性暗示着表观遗传变化是发病的原因，并且青光眼对端粒酶疗法有响应。

端粒直接相关疾病

除了常见的衰老相关疾病之外，还有一些疾病和端粒长度直接相关。其中，有些是由于端粒酶功能紊乱造成，有些是端粒本身的问题，还有的则是遗传所致。

先天性角化不良症

先天性角化不良症是一种端粒异常导致的遗传性疾病，明确地说是端粒酶的 RNA 模板有至少三处（可能更多）的突变。因此，细胞尤其是干细胞在发育过程中不能维持正常的端粒长度。可想而知，短端粒染色体的遗传突变风险和患癌概率都因此增加。此外，先天性角化不良症患者存在异常的皮肤色素沉淀，头发过早变白，指甲变态等症状。病人通常在青春期前发病，大约75%的患者为男性。主要的临床问题不是上述那些明显的症状，而是90%的患者骨髓异常，约有70%的致死率，通常表现为流血、感染或肝功能衰竭。可以预见，考虑到端粒异常，先天性角化不良症的许多症状都与早期衰老相类似。因此，有充分的理由相信，端粒酶疗法可以有效治疗此病，特别是在实验室能够重置端粒长度[1]的条件下。

早衰症

早衰症包括一系列相关综合征，例如哈钦森-吉尔福德早衰症、沃纳综

---

[1]　Gourronc, F. A. et al. "Proliferative Defects In Dyskeratosis Congenita Skin Keratinocytes Are Corrected by Expression of the Telomerase Reverse Transcriptase, TERT, or by Activation of Endogenous Telomerase Through Expression of Papillomavirus E6/E7 or the Telomerase RNA Component，TERC." *Experimental Dermatology* 19 (2010)：279 - 288.

合征(Werner's syndrome)、肢端早老症、变形性早老症等。"典型的"或儿童中发病的早衰症(哈钦森-吉尔福德早衰症)是一种罕见的先天遗传变异,患者在出生时端粒就很短,与核纤层蛋白 A 的缺陷有关。该蛋白影响细胞核内膜,导致端粒异常。患儿出生时的端粒长度相当于正常人 70 岁甚至更老时的长度。考虑到他们的"老细胞",这些患儿看起来很老,平均死亡年龄 12.7 岁,一般死于动脉粥样硬化——心脏病和中风等,也就不足为奇了。尽管他们看起来很老,并且有"老的"血管、皮肤、头发和关节,但是他们不太会患阿尔茨海默病或免疫衰老等相对高风险的老年病。核纤层蛋白 A 缺失形成一个异常蛋白——早老蛋白也可以在正常衰老细胞中看到。这个异常蛋白最初引起了相当大的关注,人们试图用法尼基转移酶抑制剂去校正异常蛋白,但却都无功而返,暗示了这种治疗方法可能只是亡羊补牢。更有效的治疗手段——重新延伸端粒长度尽管在二十年前①就被提出并随后在医学类教科书中②也出现过,但仍未被深入研究。

艾滋病/人类免疫缺陷病毒

由于细胞快速代谢导致淋巴细胞端粒急剧缩短,人类免疫缺陷病毒(HIV)或艾滋病(AIDS)与其他常见的衰老相关疾病有着奇怪的关系。免疫系统严重瘫痪后,即使主要攻击目标限于特定细胞类型,但无论何种病毒入侵都会造成机体损伤。人类免疫缺陷病毒侵染免疫系统细胞,尤其是 T 细胞和树状细胞。随着被侵染细胞的死亡和身体进行细胞分裂产生更多的免疫细胞替代坏死细胞,这些细胞端粒长度随着病情发展变得越来越短。机体持续替代坏死的淋巴细胞,这是一个不稳定的平衡,随着端粒进一步缩短,细胞分裂速率减慢,新产生的细胞功能下降。这时就会产生从发病到死亡的突然变化。端粒酶尽管不是艾滋病的治疗手段,但可以使机体产生无限的免疫反应,避免将免疫细胞消耗殆尽,从而有效阻止死亡。有几种相当有效的人

① Michael Fossel, *Reversing Human Aging* (New York: William Morrow and Co., 1996).
② Michael Fossel, *Cells*, *Aging*, *and Human Disease* (New York: Oxford University Press, 2004).

类免疫缺陷病毒治疗方式——抗病毒试剂、高效抗逆转录病毒治疗,特别是人类免疫缺陷病毒蛋白酶抑制剂,以及期盼中的人类免疫缺陷病毒疫苗,虽然目前端粒酶疗法受到冷遇,但仍然是一个潜在有效的临床干预点。

癌 症

癌症是将端粒作为治疗靶标时的主要研讨对象。尽管这个问题被以不同方式提出,但更多的是围绕端粒酶的安全性,或者更复杂的问题:长端粒究竟是拮抗癌变还是促进癌变? 简单讲,端粒酶是否引发癌症?

不,端粒酶不引发癌症。

是的,端粒酶可以预防大多数癌症。

这个讨论从一开始就是悖论:大部分癌细胞表达端粒酶——这些端粒酶是负责延伸端粒的,但大部分癌细胞端粒是短的。另一方面,正常细胞通常不表达端粒酶,那些有最长端粒的细胞最不可能发展为癌细胞。癌细胞中端粒酶的存在暗示着端粒酶可能是有害的,但事实上,长端粒起着保护作用,这也暗示了端粒酶可能是有益的。

此外,端粒酶抑制剂可作为癌症治疗的潜在药物,端粒酶激活剂对癌症也可能有预防作用。换句话说,端粒酶**抑制剂**可以治疗癌症,端粒酶**激活剂**可以预防癌症。

这两种论述怎么可能都是正确的呢?

为了理解端粒酶在癌细胞和正常细胞中的作用,我们需要了解一些关于癌症的知识。无论是罕见的遗传或是常见的功能获得性突变,大多数癌症的发生是由于基因异常,或者更通常的情况是,由许多基因异常造成。有许多遗传基因虽然不一定都会**发展成**癌症,但具有很高的患癌风险。*BRCA1* 和 *BRCA2* 基因是两个直接参与乳腺癌的基因,这两个基因突变的携带者(取决于基因序列)患乳腺癌的风险是 80%。这两个基因和 DNA 损伤修复相关,因此 *BRCA* 基因突变增加了 DNA 损伤概率,因此获得性损伤无法再被修复。大部分癌症维持正常基因和正常染色体时会出现很多类似的问题——基因组不稳定。因此，无论哪种异常引发癌症，遗传、获得性的或是两者兼而有之，大多指向了细胞基因组不稳定，进而在临床上表现为这些细胞易癌变。

打个比方，我们把癌细胞想象成潜伏在细胞组织附近的反社会者，正常细胞有自身独特的功能并受到内部或外部因素限制免于异常分裂。在正常组织中，细胞接收化学信号被告知何时分裂，何时不分裂。比如，正常的乳腺细胞需要更替新细胞时才会分裂，但是癌变的乳腺细胞无视信号传递，无限增殖。正常的非癌变细胞在遭受 DNA 损伤时即使有外部促分裂增殖信号，但因为细胞内部信号分泌进而阻止细胞分裂。而癌细胞会忽略所有抑制分裂信号——不论是内部还是外部信号，无论是否有 DNA 损伤——都会进行分裂增殖。

这个问题对癌细胞而言是双重的：它们加倍增殖，破坏正常组织功能。频繁的细胞分裂产生大量不必要的细胞，这些细胞不仅竞争性耗尽代谢资源，增殖到最后足以致命，比如脑癌，癌细胞挤压正常脑组织。此外，癌细胞对细胞内外的信号都不作响应，这就是癌细胞在不该分裂时候却分裂增殖的原因，这影响了许多其他正常细胞的功能。癌细胞可以产生特定的蛋白质，如一些白细胞，也可能会产生错误的蛋白质，或过量的正常蛋白质，或什么蛋白质都不表达。当然，如果在一百万个细胞中仅有一个损伤细胞产生此表型，可能并不会产生问题。癌细胞之所以如此致命的原因是它能够无限增殖。简言之，治疗癌症的关键，从临床角度看是防止细胞异常分裂。

机体内正常细胞有三种保护机制应对由 DNA 损伤造成的细胞异常分裂。第一种是细胞检测并修复受损 DNA。癌细胞不能自我修复受损 DNA，因此第一种保护机制失败。第二种是只要检测到 DNA 损伤，正常细胞就会停止分裂，因此损伤 DNA 不再被复制。即使受损 DNA 没有修复，只要含损伤 DNA 的细胞不再增殖，就不会积累更多损伤——比如癌变。这种防止细胞分裂的保护机制极为有效。但当考虑到万一这种 DNA 损伤会对防止细胞分裂的机制产生损伤时，受损的细胞就会不顾对机体的危害而持续分裂增殖，癌细胞就开始蓄积其数量。

端粒缩短导致细胞衰老，这是防止细胞转变为癌细胞的第三道防线。

端粒有两种工作方式。随着端粒缩短，端粒通过表观遗传变化使细胞失去活性。即使这种方式失败了，端粒的缩短最终保证染色体无法正常工作，因为丢失的不仅是端粒，（在极端情况下）也有可能是基因本身。拥有短端粒的细胞更容易因越来越严重的表观遗传改变而死亡，没有端粒的细胞因为基因的大量丢失根本无法存活。为了存活，癌细胞必须维持其生长所需的最短端粒长度。

大部分癌细胞仅保留刚够用的端粒长度，这样癌细胞既能存活又能倍增，但是缩短的端粒导致突变率非常高。癌细胞频繁地发生突变，尽管很多会死亡，但是对抑制信号和对正常细胞来说，存活下来的癌细胞抵抗限制性因素的能力却增强了。本质上细胞一旦逃脱生长限制因素并开始突变，其子细胞就会变得越来越恶性，仅因为子细胞被选择拥有了这种特性。接下来癌细胞以相同的过程逃避身体的免疫防御：快速的突变确保癌细胞存活，继而逃避免疫系统攻击。

可能有人会问癌症如何能通过身体所有内部和外部防御生存？既然突变本身可能对癌细胞造成损伤，那么为什么癌细胞突变后能存活，它又是怎么存活的？答案是大多数癌细胞无法存活。早期大部分癌细胞响应内部或外部抑制信号后停止分裂。那个阶段存活的癌细胞端粒缩短，并且几乎所有这些细胞都会死于细胞衰老或大量染色体损伤。能维持最短端粒长度存活的癌细胞通常也会死于自身免疫应答，比如实体肿瘤，或者因为它们缺失正常的血液供给。大部分癌细胞无法存活，这也是为什么大多数人不会在癌症早期死亡的原因。

癌症的问题在于，并不是所有的癌细胞都会死于我们的防御，只要有一个癌细胞成功避开所有屏障就能引发癌症，而这就足以致大多数人于死地。

那么癌症中端粒酶又发挥了什么作用呢？

如果端粒足够长,细胞基因组稳定,那么细胞可以高效预防和修复基因损伤,导致癌变的可能性会小些。所以如果细胞可以表达足够的端粒酶来维持端粒长度,端粒酶就可以预防癌症。

但如果端粒很短,基因组**不稳定**,那么细胞可能无法阻止更多的基因损伤和突变,这样的话,癌变的可能性就很高。问题是大部分癌细胞能够产生足够的端粒酶去维持最短限度的端粒长度(或者找到维持短端粒的替代方法)。简单来讲,要么正常细胞产生大量端粒酶来防范癌症,这样病人就能存活;**或者**,要么癌细胞完全不产生端粒酶,这样癌细胞就会迅速死亡。最糟糕的情况可能是,足够的端粒酶不仅使癌细胞存活下来,而且使它们逐渐发展恶化,而这也正是大多数癌细胞的特点。

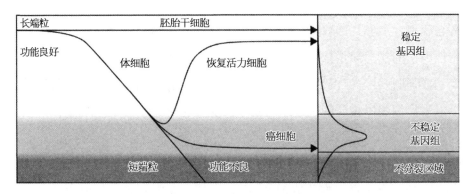

端粒长度与癌症

使用端粒酶抑制剂可以导致癌细胞衰老死亡,这也是目前治疗癌症比较有希望的途径之一。干细胞对于我们的长期生存很重要,抑制干细胞端粒酶活性本应出现的不良副作用,但是这种副作用和治疗癌症相比只是一点小小的代价。其好处是存活下来,而风险是慢性组织衰竭和一系列高风险的与衰老相关疾病的产生。

考虑到对癌症的了解有限,我们不禁要问端粒酶对正常人是否有益?在大多数情况下,端粒酶在预防或治疗许多与衰老相关的疾病和降低患癌风险上是大有益处的。如果患者已经得了癌症,结果就说不清了。一方面,延长癌症患者的端粒长度也许有益,因为细胞能够再次修复 DNA 损伤并且扭转早期癌变。在这种情况下,端粒酶可能不仅仅预防,并且还能治愈许多癌症。另一方面,如果端粒酶治疗仅维持短端粒而不是重新延伸端粒,那么我们治疗的可能只是癌细胞端粒长度。此外,DNA 损伤修复有**遗传缺陷**的细胞并不能恢复端粒长度,而只能使该细胞分裂并且将这种缺陷遗传给子细胞;端粒长度本身无法解决这个问题。

随着年龄增长,人类癌症发生率以指数形式增长,这条增长曲线与小鼠/大鼠癌症发生率完全相同,尽管小鼠/大鼠的寿命可能只有我们的 1/30。因为鼠和人接触的辐射率是相同的,所以癌变可能不仅仅是宇宙射线、紫外辐射的累积以及自发的分子变化(分子受体温影响发生异构化)。更确切地说,癌变是由端粒缩短调控的 DNA 损伤修复能力**降低**造成的。简言之,如果我们能够重置端粒长度,我们就能重置癌症发病率。我们可能会用端粒酶抑制剂来**治疗**一些癌症,也可能会用端粒酶激活剂来**预防**——我指的是预防并不是消除——将大多数癌症抑制在萌芽阶段。端粒酶如果有足够的活性,很可能会用于癌症的早期预防和治疗(而不是继续恶化),但它对遗传基因的问题并不起作用。

结论显而易见:总体来说,端粒酶能够预防癌症。

总　结

在讨论了与衰老相关的疾病后,我们可以发现,衰老的临床问题源于细胞的衰老。细胞分裂,端粒缩短,基因表达模式改变,细胞工作效率越来越低,同时细胞替换速度降低。当衰老细胞不再工作,也不再被有效替换时,衰老的组织器官功能变得紊乱,就会导致明显的衰老相关疾病。

如果我们能在这些细胞中重置端粒长度,我们就能重置基因表达模式,使这些细胞发挥正常功能,重新变得年轻。展望未来,我们有充分的理由相信端粒酶可以被用来预防和治疗大多数衰老相关疾病。

第六章
间接衰老：无辜的旁观者

到目前为止，我着重介绍了衰老细胞以及由其构成的组织所导致的疾病，我称之为"直接衰老"。这是一个起因和结果的过程；起始于伴随每次细胞分裂的端粒缩短，通过基因表达和细胞功能障碍等变化，发展至周围相似细胞也出现衰老相关疾病明显临床特征的过程。

然而，在我们的体内，某些类型的细胞从不分裂或者很少分裂，因此各年龄段成年人体内，这些细胞的端粒长度基本不变。人们也许认为这将保护不分裂的细胞，从而预防衰老相关的疾病。

答案是否定的。

事实与此大相径庭，某些最常见的甚至是致命的衰老相关疾病是由**不**分裂的细胞造成，但不分裂细胞通常严重依赖于**能**分裂细胞。地球上大多数人会因为不分裂的细胞——细胞不会衰老——死亡，因为这些不分裂细胞依赖的分裂细胞会衰老。

以心脏病为例，心肌细胞死亡，最终心脏死亡。虽然心肌细胞本身没有表现出任何显著的衰老相关变化，然而其存活完全依赖于冠状动脉的血液供应。冠状动脉血管阻塞导致心脏病的发生。沿冠状动脉分布的细胞的端粒会急剧缩短，此过程早于或平行于动脉粥样硬化病情发展。因此我们不是死于心脏衰老，而是死于动脉血管衰老。不管怎样，这种间接病理变化是大多数衰老相关致命性疾病产生的原因。

我们最害怕的那些疾病中很多是由"间接衰老"造成的。那些被称为"无辜的旁观者"细胞，尽管在我们衰老的过程中没有出现固有的功能障碍，但会因其依赖的其他细胞快速衰老而死亡。在心脏病、中风、阿尔茨海默病、帕金森病等疾病中，这些细胞终因其依赖的其他细胞端粒缩短而死亡。

下面我们来一起探究一下两种主要的间接衰老：与衰老相关的动脉疾病和神经疾病。

心血管疾病

心血管疾病，特别是心肌梗死，之所以让人觉得如此恐怖，是因为它发生得非常突然。前一秒，我们还认为自己安全、健康，甚至不愿意承认自己正在老去，而后一秒，却是痛苦、恐惧，甚至是死亡的突然降临。血管系统历经了几十年时间的衰老，然而我们完全没有意识到日益增长的危险，直到突如其来的诊断结果——瞬间消失的生命体征——这种不可避免的现实将我们打倒。

"心血管疾病"这个词很常见，我们的讨论将围绕血管的（几乎都是动脉）**主要**问题和其在心脏、大脑等末端器官中引起的**次要**问题。先是血管病变，然后是末端器官衰竭。更准确的来讲，我们可能应称之为血管疾病。但是因为末端器官衰竭最终把我们送进了医院，所以我们在此扩展了这个专有名词——称之为"心血管衰老"。当然，这个专有名词将脑和其他依赖于健康动脉的器官排除在外。我们可能死于血管老化，但是当动脉衰老日益严重，最终导致致命的，却是具体表现在心脏、大脑、肾脏甚至是四肢上的悲剧性问题。

动脉硬化是一般被用来称呼动脉衰老或"硬化"的专有名词，其中胆固醇斑块通常伴随着血管衰老出现，我们常称之为动脉粥样硬化。无论是否形成斑块，动脉管壁随着年龄增长而发生变化，表现为弹性和柔韧性减退，因为细胞无法保证足够的维持正常健康血管功能所必需的细胞外蛋白——特别是弹性蛋白和胶原蛋白。

动脉管壁变"硬"，无法延展，导致血压反应迟缓。衰老的动脉可能形成易撕裂和泄露的动脉瘤，造成总体血压升高，而这时血压已经不能随着位置和生理需求的改变而变化。尽管测量的动脉血压一直在升高，但流到末端器官的血量却在减少，比如说，因动脉供血量不足造成颅内高压。持续的高血压和动脉弹性减退使动脉壁破裂，继而增加了出血性中风的风险。有时动脉破裂程度比较大，会造成明显的病征，比如失语或猝死。很多时候微小破裂不断地积累，历经几十年，大脑的功能逐渐丧失，这就是通常所称的多发性脑梗死性痴呆。其他器官也会发生同样的问题，导致累积的损伤遍布整个衰老的身体。

当斑块随着动脉细胞衰老逐渐形成时，其他的危险也随之凸显。随着时间推移，除非血管系统提供另一条供血路径（称为"新血管化"），否则动脉阻塞会引起末端器官（通常是心脏）的缺血和衰竭。然而更糟糕的是，动脉斑块出现松弛脱落后，会随着血流的移动立即阻塞途经的动脉血管。一旦栓块阻塞了对心肌的血液供给，就会导致心脏病突发，容易造成猝死。如果颈动脉斑块游走至大脑，造成脑组织大面积缺血，就会导致闭塞性中风、脑功能丧失，造成偏瘫和失语（丧失语言功能）。当栓块随血流到达身体其他部位，会造成几乎所有重要器官，如肾脏和肠道等的组织坏死。

大多数人包括大部分内科医生都认为他们了解动脉粥样硬化的成因，毕竟其发生与四大风险因素——吸烟、高血压、高胆固醇和糖尿病明显相关。是这样吗？现实中存在着一些有趣且具启发性的例外。有的人也许拥有这些风险因素中的某几个或者全部，然而却根本没有罹患动脉粥样硬化，更别说心脏病了。相反，没有上述四种风险因素的人也会死于动脉粥样硬化和与其相关的疾病。事实上，大约一半的心脏病患者可能没有这四种风险因素里的任何一种。例如早衰症儿童，他们几乎没有以上任意一种风险因素，但是几乎所有人都患有严重的动脉粥样硬化，而且几乎全部死于心脏病或者中风。那么他们为什么在没有这四种风险因素的情况下还会患病呢？

我们的体内发生了什么状况呢？

这是否意味着我们对于这些疾病的理解是错误的？答案是否定的，这仅仅意味着我们的理解还不够全面。例如，有人简单地认为高胆固醇直接影响动脉血管中胆固醇沉积，这着实不够准确。很显然，一定还有其他的原因造成动脉粥样硬化，该病可能与经典风险因素有关，但其发生更为复杂。如果事实是这样，并且也被实验数据证实，那么动脉粥样硬化**到底是怎样产生的呢**？我们又为何还将吸烟、高血压、高胆固醇和糖尿病视为合理的风险因素呢？

为了弄清楚风险因素和疾病之间的关系，比如血清胆固醇和动脉粥样硬化之间的关系，我们需要了解动脉壁细胞是如何衰老的。回想一下第二章和第五章提到的那个比喻——平静的湖面下潜伏着暗礁，风险因素的影响可能在儿童期就潜伏下来了。例如，吸烟造成的损伤可能需要几十年时间的积累，但是年轻的细胞确实能更好地修复吸烟造成的损伤。随着年龄的增长，端粒变短，细胞功能和自我修复能力都在减退——湖面下降，为保障航行安全，我们需破开原本潜于水面下的暗礁。20岁时，细胞可以修复由风险因素造成的大部分损伤。然而在中年以后，我们的修复能力已赶不上由于吸烟、高血压、高胆固醇和糖尿病造成的动脉损伤的速率。总之，随着细胞衰老，损伤开始积累，细胞不再正常工作，也不能那么快速地更新，这使得动脉管壁变硬，容易破裂，胆固醇开始积累成斑块——轮船搁浅。

即使我们囊括所有已知的风险因素——饮食、酒精、肥胖、缺乏运动、高同型半胱氨酸水平、胆固醇组分、胆固醇比例、载脂蛋白E4、雌性激素水平、维生素E水平、血栓突变、单核细胞数偏高、C-反应蛋白、髓过氧化物酶、压力、口腔感染、其他细菌/病毒感染（如疱疹病毒、巨细胞病毒、柯萨奇病毒）以及炎症标志物，也许单个风险因素还不足以造成动脉衰老。所有这些风险因素不但会对动脉造成有效的伤害，而且常常会被年轻细胞的长

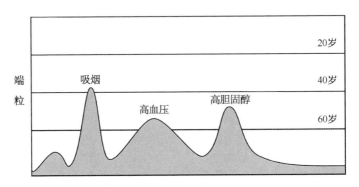

年轻时,动脉细胞完全足够修复常见危险因素造成的损伤,而当端粒缩短、细胞衰老时,它们无法赶上损伤修复和死亡细胞的替换。就像水位下降后湖里露出的暗礁,细胞损伤慢慢地浮出水面,心脏病或者是中风更像是船只"搁浅"。

端粒"隐藏"。

  暗礁的比喻形容早衰症儿童也特别贴切,因为他们出生时端粒就比较短,动脉壁细胞已经处于衰老状态,根本没法处理哪怕是最轻微的风险因素。尽管这些孩子不吸烟、没有高血压、没有糖尿病、没有高胆固醇,然而他们**却有**衰老细胞——这些衰老细胞没有充足的胞外弹性蛋白和胶原蛋白,细胞不能更替。伴随着的是血管积累胆固醇,即使血清水平正常,动脉粥样硬化依旧会加速出现。

  这些早衰症孩子甚至还没有接触到典型的心血管风险因素,大部分在十岁之前就死于心脏病和中风,这大概是短端粒太多所导致的。

  与之相反,有着这四种风险因素的人却没有明显的动脉粥样硬化症状。他们可能有更长的端粒,或是很幸运地拥有能够减轻危险因素的基因。回到我们的比喻,这就像说,这些人碰到的暗礁小得多,所以只有水位进一步下降时,才有触礁的危险。

  通过比较早衰症儿童和那些看上去不受风险因素影响的人群,我们可以得到如下结论:四大风险因素——以及其他我们知道的所有风险因素——导致了动脉粥样硬化,但这都不会加深我们对疾病的完整认识。为了预防动脉粥样硬化,我们需要了解的不仅仅是几种风险因素,还有动脉管壁的细胞衰老。

　　动脉管壁大多由多层细胞构成，当然也有例外，比如外周小动脉管壁更简单更薄，而毛细血管壁只有一层细胞。动脉管壁最内层细胞——内皮细胞随着时间的推移受到的损伤最严重，因为它们直接暴露于毒素等物质下，并承受"剪切应力"（"shear stress"）。就像河床，腐蚀越严重的地方水流也越湍急，动脉管壁的弯曲和分叉处是剪切应力最强的地方，也是细胞丢失和替换最频繁之处。我们可以预测一下结果：随着衰老的发生，内皮细胞端粒缩短，功能下降。在高血压、糖尿病以及吸烟人群中，受毒素和剪切应力影响造成细胞衰老加速是其最显著的特征。在所有情况下，动脉疾病发生和端粒缩短之间存在严格的相关性：无论动脉粥样硬化在哪里发生，其内皮细胞端粒必定缩短。

　　内皮细胞开始死亡时，血管内壁结构渐渐无法保持，特别是弹性蛋白及其他纤维等。内皮细胞逐渐瓦解，使毒素、病毒、细菌有机会进入到内皮下层。病变初期，可以明显看到循环单核细胞和血小板聚集黏附于血管内皮壁，甚至早于它们黏附于内膜，继而内皮下层出现发炎，随后巨噬细胞等免疫系统细胞介入，进入动脉壁，胆固醇在破溃组织处积聚，这些过程使得动脉壁增厚突出，继而堵塞动脉腔，最后形成斑块病变。

　　细胞动力学的变化从内皮细胞的衰老开始，可以解释动脉粥样硬化的大部分成因，我们也不能低估位于内皮细胞和平滑肌细胞之间的纤维层，以及外层外膜纤维的影响。衰老细胞无法维持为动脉壁提供弹性和韧性的弹性蛋白和胶原蛋白的能力。年轻人大血管比如主动脉的弹性特征表现为：当心脏收缩时，动脉管壁回缩；心脏舒张时，动脉管壁扩张。这种管壁弹性能够维持和调节血压波动，从而缓解大量混沌的剪切应力对内皮细胞的伤害。随着年轻动脉的衰老，丧失功能的内皮细胞不再保持弹性纤维，这时血压更具破坏性，进而加速内皮细胞死亡。

　　内皮细胞衰老的变化程度更让人不安，它们的线粒体丢失，细胞状态呈现整体恶化。内皮组织变得更薄、更不规则，偶尔会完全缺失。内皮组织无法再充当血流和血管壁之间的功能屏障，无法调节动脉血压，对血管

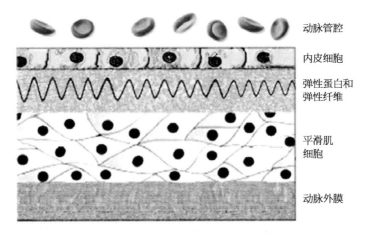

动脉管壁结构：内皮细胞构成动脉腔内衬，动脉腔是血液流过的开
放管道。外膜纤维构成管壁外膜。

扩张剂（血管用于调节血压）感应也不那么敏感，结果不仅血压出现问题，
越来越多的外周器官的血液也存在缺失。

奇怪的是，尽管中间层的变化更明显，这个病理级联反应却并不起始
那里。内皮下层的病理学特征：脂纹、钙化、胆固醇沉积、炎症、平滑肌增
殖、泡沫细胞，对于内皮细胞衰老变化无论在时间还是成因上都呈继发
性。从内皮细胞到内皮下层的级联反应也解释了为什么没有一种风险因
素是绝对的。任何能够增加内皮细胞衰老的过程都能触发疾病发生。除
了内皮细胞端粒缩短，没有一种风险因素必然会导致疾病的发生。我们对
动脉粥样硬化的传统认识是不完整的，它不是一个"高胆固醇或者是吸烟、
高血压、糖尿病引发心脏病"的问题，实际的发生过程更加微妙和复杂。

另一方面，这种微妙和复杂的级联反应的本质使得临床干预变得明确
且简单：**重新延长端粒**。无论出于何种好意，没有哪种治疗干预能够寄希
望于仅仅通过解决某种或多或少的远程风险因素，比如高血压或吸烟，就
能治疗或预防动脉疾病。但是，如果我们能够处理内皮细胞的端粒长度，
我们可以绕开或者几乎是忽略大部分我们目前认为与动脉疾病相关的常
见风险因素。细胞衰老作为最为严重的风险因素，其重要性从动脉支架的

应用可见一斑。动脉支架中的反义核苷酸被用来阻断细胞分裂，从而阻止血管再狭窄的发生（血管再狭窄在其他情况下经常发生），这即使对高脂肪饮食的个体也具有同等的良好效果。

简要知识点

心血管疾病

年龄：动脉变化在年轻人中也时有发生，尤其是那些生活习惯不良的年轻人（比如吸烟和膳食结构不合理），许多年轻人（特别是在发达国家）在二三十岁时动脉疾病凸显。一般而言，男性50岁以后发病率增加，女性发病时间比男性平均晚10年左右，而在绝经期后发病率明显升高。初次心脏病发病年龄，特别是致命性心脏病发病，一般在55到65岁之间，此后发病致死率稳定攀升。

成本：冠状动脉粥样硬化是美国住院病人花销最昂贵的疾病之一。仅一年的花费就超过100亿美元[1]。

诊断：一般可通过临床表现诊断心脏病，若不是急性致命性心脏病，通常利用常规心电图变化、血液中酶水平或者冠状动脉放射性介入过程等诊断，也可使用动脉造影术等方法诊断。

治疗：适当运动、合理饮食、戒烟、定期服药、外科手术等。目前，最常用的处方药物包括他汀类药物和烟酸等降低胆固醇的药物。外科手术包括冠状动脉搭桥和冠状动脉支架。

科研人员在实验室中重置端粒长度后逆转了人内皮细胞和组织的衰老相关变化[2]。尽管大量研究数据支持重新伸长端粒的生理功效，但是相

---

[1] https://www.hcup-us.ahrq.gov/reports/statbriefs/sb168-Hospital-Costs-UnitedStates-2011.jsp.

[2] Matsushita, S. et al. "eNOS Activity Is Reduced in Senescent Human Endothelial Cells." *Circulation Research* 89 (2001): 793-798.

似的干预手段尚未应用于人体临床研究。不管怎样,正如我们将看到的,临床研究已经指出了延伸端粒的可能性,凭借现有的技术手段,我们有能力重置内皮细胞端粒长度。

最有希望预防或治疗衰老相关动脉疾病,包括治疗动脉粥样硬化和心肌梗死的方法是重新延伸人动脉内皮细胞端粒。

颈动脉疾病

突发性心脏病十分令人恐惧,突发中风更甚。这让我们意识到生命有限,意识到大脑或许不再属于我们。相比中风,我们更容易接受心脏病带来的不便之处。一旦中风,我们丧失腿部、手部还有语言功能,我们再也无法说话、跑步、跳舞、写作、演奏乐器、煮饭,或是告诉别人我们在想什么,仅存的一点人的能力,在毫无慈悲、毫无警告的情况下被残忍地剥夺。病情发生之前我们担心上述可能性的发生,病情发生之后我们仍然忧心忡忡。

颈动脉疾病大致属于我们描述过的动脉疾病的一种。它与其他动脉疾病最主要的区别是发病位置和并发症——与大脑相关的并发症。其中脑血管伤害又称中风,是最重要的一种并发症。

每当凝块阻塞(血栓形成)或是动脉出血(大出血),脑供血会中断,继而引发中风。清除血栓和溶解阻塞可以治疗血栓性中风,比如通过使用溶栓剂溶解凝块。然而,无论是药物还是手术治疗都很难对出血性凝块有治疗作用。

不管是什么特殊的发病原因或者长期预后,眼前面临的问题是完全相同的:脑供血不足,引发了一系列脑部功能障碍。这些功能障碍会造成严重的症状,如无法移动、说话困难、理解力下降,或是视物不清,有时甚至是致命的。大脑两侧供血很大程度上是独立的,因此有时症状发生在一侧,比如单臂或单侧身体无法移动。例如,患者在没有外伤的情况下突然出现半侧手/脚麻木,就要考虑急性中风的可能性。

简要知识点

中　风

年龄：任何年龄都可能诱发中风，但大约 75％的中风患者年龄在 65 岁以上，此后发病率明显增加。每增加十岁，发生中风的概率增加一倍[①]。除了衰老本身，另一个最重要的风险因素是高血压，然而高血压与中风、糖尿病、高胆固醇、吸烟、心房颤动以及高凝血症等也不无关系。

统计[②]：中风是美国第三大、全球第二大死亡原因，是造成患者长期残疾的主要原因。单在美国，其年均花费已超过 400 亿美元。

诊断：初始诊断主要依赖临床表现，尽管其症状偶尔会被错误地归类于其他发病原因。并辅以成像技术，包括电子计算机断层扫描或者磁共振成像扫描检测出是否有出血（出血性中风）等。

治疗：调节血压、戒烟、控制心房颤动（或使用抗凝剂）可预防中风。血栓性中风常规应立即用溶栓剂治疗，或通过神经外科手术治疗，但目前尚无治疗中风的特效手段。一旦神经元死亡，则会留下永久性损伤。一般治疗措施包括控制风险因素（警惕中风来袭）和中风康复医疗。比如控制高血压、服用抗血小板药物、他汀类药物、抗凝剂，或者颈动脉内膜切除术治疗，降低中风的危险。

中风的动脉病理特征与心脏病完全相同，动脉壁都表现出极具特点的变化，这些变化由以下因素造成：内皮细胞衰老，已知的风险因素，动脉管壁细胞无法及时修复损伤。

---

① http：//www.strokecenter.org/patients/about-stroke/stroke-statistics/.
② http：//www.strokecenter.org/patients/about-stroke/stroke-statistics/.

高血压

血压随着年龄的增长而升高。如上所述，动脉管壁变化也是造成血压升高的原因之一。血压升高与身体其他部位的衰老也有关系：比如肾（与控制血压息息相关）、内分泌系统、心脏、大脑等等。血压通常由两部分组成：收缩压和舒张压。心脏收缩时，血压急剧升高，达到"顶点"，这时血压值称为收缩压；面对压力、焦虑、身体姿势等因素时，收缩压波动明显。心脏舒张，血压下降直至"低部"，称为舒张压。相对于收缩压，舒张压对于瞬时因素的变化表现得更稳定。虽然不是所有形式的高血压都与衰老有着严格的相关性，但是以血压升高为主要临床表现的高血压与衰老相关变化密切相关。

高血压不仅给心脏增加了额外工作，还会造成动脉和肾的损伤，造成动脉瘤、动脉撕裂以及出血性中风等危险。尽管衰老相关的高血压的根本病因尚未明确，但越来越多的数据表明，导致高血压发生的关键特征[1]——小动脉变窄以及毛细血管床容积减少都使外周阻力增加，这主要由内皮细胞功能障碍造成，正如其他常见动脉疾病一样。大动脉内皮细胞衰老导致损伤积聚，累及动脉壁（动脉粥样硬化）。中动脉变硬，管腔狭窄，直至小血管，毛细血管坏死缺失。

也许不同于我们的直觉，血压升高**不会**增加流向末端器官的血液量。事实上，大血管的高血压有时会导致末端器官的低血压。因为长期高血压可能导致小血管很窄（如小动脉血管），或消失（如毛细血管）。所以尽管医生测量到的血压很高，但由于末端器官实际没有充足血液流入，进而导致末端器官功能降低。

更糟糕的是，在某些情况下，身体的反应加重了这个问题。比如说，肾

---

[1]　Fossel M. *Cells*, *Aging*, *and Human Disease*. Oxford University Press, 2004 (see Chapter 9).

脏在维持正常血压时起着重要的调节作用。肾脏细胞得不到有效灌注，为了增加灌注量，肾脏需要较高的体循环血压，从而引发机体的整体高血压。更不幸的是，长期高血压加速了分布在动脉血管和毛细血管壁上的内皮细胞的衰老，这使得小动脉变得更窄，更多的毛细血管缺失，在这种恶性循环中，血压又进一步升高，直至诱发肾衰竭、心脏病、中风、动脉瘤等临床疾病。

充血性心力衰竭

充血性心力衰竭是各类疾病发展到各阶段的临床综合征。大多数情况下，衰老是这些疾病的潜在原因。因此，将充血性心力衰竭归因于心脏功能衰竭也是合乎道理的。心力衰竭常常表现为一侧心脏发生衰竭，因此临床上通常分为左心衰竭或右心衰竭，尽管这种划分方式有些简单。从肺部流回的血液注入心脏左侧，然后心脏将其泵入身体的其他部位；循环后的血液注入心脏右侧然后被泵出到肺。无论哪一种情况，心脏衰竭的主要诱因之一是心肌梗死，心肌受损导致心脏不能再有效地泵血。

约 3/4 的充血性心力衰竭包括由心肌梗死和高血压引起的，可以被归因于细胞衰老，然而许多因素包括吸烟、病毒感染、心脏瓣膜病等，也不完全与衰老相关，或者与细胞衰老关系甚少。

老年神经系统疾病

很多神经疾病与衰老相关，其中最具代表性的是阿尔茨海默病，而帕金森病是最为人所知和恐惧的。这种疾病综合了其他衰老相关疾病和病征，包括运动协调性丧失、反射功能减弱、衰老相关的睡眠障碍等。尽管上述疾病和病征已经被单独定义，且病理也截然不同，但是人们普遍认为这一系列疾病存在共同的致病机制。帕金森病突出的病理改变主要发生在中脑黑质,阿尔茨海默病在多种因素作用下发病,但主要攻击大脑皮层和皮层下结构。无论它们折磨大脑的哪一部分,细胞死亡也许是这些神经系统疾病发生的共同原因。

尽管致病机制可能相同,我们仍将分别简要谈论一下阿尔茨海默病和帕金森病。

阿尔茨海默病

> 哦,心灵,心灵有崇山峻岭;令人恐惧坠落的
> 悬崖,陡峭,无人曾探及。轻视他们
> 从不会悬在那里。我们短暂的时限
> 也不能长久对付那样的险峻或深邃。
> ——杰拉德·曼利·霍普金斯(Gerard Manley Hopkins)

在所有衰老相关疾病中,阿尔茨海默病是最可怕的。

阿尔茨海默病是黑夜中的小偷,偷走了我们的灵魂,使我们只留下一副空虚的躯壳,蹒跚而行。衰老相关疾病可能是致命的,也可能限制我们的行动,但是阿尔茨海默病束缚了我们的心智。它剥夺了我们内心的自我、精神、才华和灵魂,它夺走了我们做自己的能力。世界上任何文学作品中所能够描述的黑暗力量——恶魔、诅咒、黑魔法、摄魂怪——可以消除灵魂,剩下的只是一个傀儡、一具僵尸、一副躯壳。而这也就是阿尔茨海默病最可怕的事实。

关于端粒,许多人对其只是一知半解,对与之相关的一些人体病理学更是不甚了解,觉得细胞衰老与阿尔茨海默病无关。他们天真地认为只要神经元(一般来说)不分裂,那么神经元端粒就不会随着细胞衰老而缩短,那么细胞衰老就不可能是阿尔茨海默病的病因。然而,正如心脏病的病因一样,他们的观点是错误的。

神经细胞也许不会直接衰老,但是它们却会因依赖的细胞衰老而衰

老。比如说大脑中的小神经胶质细胞衰老后，功能减退，则不能有效支持作为"无辜旁观者"的神经元，最后诱发阿尔茨海默病。

与动脉粥样硬化一样，阿尔茨海默病的病理比科学家和内科医生们了解得更复杂。在了解阿尔茨海默病之前，我们先要知道的β-淀粉样蛋白和Tau蛋白在其中发挥的作用。可以肯定的是，这两个蛋白扮演着"邪恶的爪牙"的角色，然而，其实小神经胶质细胞才是整个悲剧的直接幕后推手。小神经胶质细胞一旦衰老，就会造成神经元的死亡。

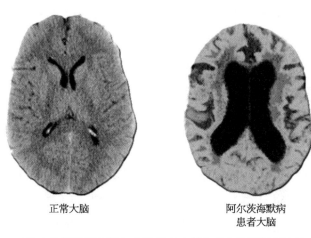

正常大脑　　　　　　　阿尔茨海默病
患者大脑

正常大脑横断面和阿尔茨海默病晚期患者大脑横断面比较

大脑中90％的细胞为神经胶质细胞，小神经胶质细胞约占神经胶质细胞的10％，主要位于神经元的周围。小神经胶质细胞是神经系统的"移民"。它们本质上是免疫细胞，随血流进入大脑，进而占据在神经元周围。当受伤或者感染发生，小神经胶质细胞被激活，经过一连串转变成为巨噬细胞，然后分裂，修复损伤。它们在损伤修复中活跃表达，持续分裂，端粒迅速缩短后功能失调。这是阿尔茨海默病病程发展的第一步。

小神经胶质细胞衰老，影响神经元维持，特别是β-淀粉样蛋白的产生和代谢。小神经胶质细胞处于"激活"状态，它们的形态和功能也随之变化，停留在损伤位点，不结束炎症反应，这加速了损伤。以上因素共同作用，小神经胶质细胞和神经元开始产生截断的不正常的β-淀粉样蛋白分子——寡聚物,引发神经元毒性作用。随着病情进一步发展,β-淀粉样蛋白沉积,形成斑块沉积物。随后神经元被β-淀粉样蛋白沉积替代,Tau蛋白在神经元细胞体中积累。正常Tau蛋白对维持轴突稳定和保持信号传递至关重要。最终,炎症、小神经胶质细胞死亡,β-淀粉样蛋白毒性以及异常Tau蛋白缠结,这些变化超过了神经元可承受伤害的上限,神经元迅速坏死。

阿尔茨海默病病情逐渐加速,先是忘记钥匙放哪儿了,然后忘记自己所爱的人的名字,最终完全依赖看护人。

尽管已经有越来越多的人意识到,动脉衰老也是促成阿尔茨海默病形成的因素,或至少与之相关,但大多数研究者还是着眼于神经细胞的研究。由于关注焦点太过局限,他们不仅仅忽略了动脉的变化,也忽略了其他结构和细胞的变化,比如血脑屏障和神经胶质细胞。这种历来过于局限的关注点也是可以理解的。最明显的组织学变化见于皮层神经元——与我们的认知能力最相关的细胞。此外,我们已经知道,神经元坏死是由于β-淀粉样蛋白和Tau蛋白在神经元周围积累所导致的。这个表型太过明显,以至于科研人员都将目光聚焦在β-淀粉样蛋白和Tau蛋白这两个靶点上,企图治疗和预防阿尔茨海默病。但不幸的是,虽然投入大量的精力、人力、财力,许多相关研究最终都宣告失败。

我们可以消极地预测到这些临床试验的结果都是徒劳。目前已进行过1 600多个临床试验,其中近500个仍在进行当中。尽管有些临床试验(比如乙酰胆碱酯酶抑制剂)是为了缓解病状,但是大部分是为了改变疾病的病理过程,减缓甚至终止疾病的深入发展。许多临床试验都针对两个相同的目标:β-淀粉样蛋白和Tau蛋白。这点可以理解:无论是β-淀粉样蛋白还是Tau蛋白,两者都有明显的显微病理学特征,理所当然地被认定为研究焦点。比如,β-淀粉样蛋白对神经功能起重要作用,但如果积聚沉积,具有毒性,例如在阿尔茨海默病患者脑中坏死神经元周围积聚。Tau蛋白也同样对神经元内部结构有重要作用,但是Tau蛋白缠结同样围绕在阿尔茨海默病患者脑中坏死的神经细胞周围。这就是为什么这两个蛋白会作为治疗试验的候选靶点的原因。但是不幸的是，还没有证据表明针对这两个靶点的直接干预出现了如期疗效，这也暗示了β-淀粉样蛋白和 Tau 蛋白可能不是造成阿尔茨海默病的原因，相反地，可能是其**结果**。

我们做一个类比。

糖尿病患者不能分泌足够多的胰岛素来满足自身需要，细胞不能再有效地利用血糖，血糖因此升高。与此同时，一旦细胞不能再从糖中获得能量，它们便开始燃烧脂肪。结果，细胞在燃烧脂肪的过程中产生了许多多余的酸，这些酸重新回到血液循环中。在 20 世纪中叶，人们认为通过静脉注射碳酸氢钠能较好地控制高水平血酸。然而这不仅不管用，还会造成额外的并发症。血酸水平升高并不是**原因**而是病征。科学家们终于意识到，正确的干预方法不是治疗高水平的血酸，而是治疗高水平的血糖。一旦患者的高血糖水平被控制住，就不用担心身体会产生过量的血酸了。

我们仍在投入大量的精力和财力，试图能够探寻到阿尔茨海默病的病因，但令人沮丧的是这些努力一次次失败，我们目前最多只能缓解病状。我们在一直努力寻找"下游"结果，而非"上游"原因。阿尔茨海默病像许多疾病一样，其病理学特征不是一条简单的支流，而是由多条支流共同构成的，然而我们仍然专注于寻找预防或者治疗这片洪流的末端，而非源头。

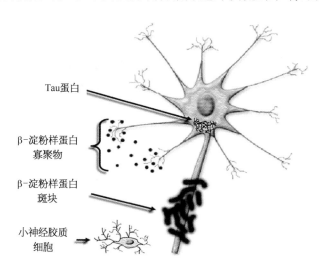

因此,真正的问题在于:源头在哪里? 在病理洪流中,造成疾病发展的因素是什么? 以及最重要的是,哪里是最有效的干预靶点?

简要知识点

阿尔茨海默病

年龄:多数阿尔茨海默病可能在中年就已开始。该病起始缓慢或隐匿,经历一二十年,或者脑细胞两三个细微变化之后才能被诊断出来。从第一个神经元坏死,出现哪怕是最细微的认知问题,都只是冰山一角。早期临床诊断通常在 65 岁以后,尽管早期临床表现已很明显。阿尔茨海默病具有致死性,从诊断到死亡平均时间约为 7 年[1]。遗传风险占该病的一小部分,特别是家族性阿尔茨海默病,而衰老是最主要的致病风险。我们时常听到一些荒谬的说法——比如用铝制炊具或食用谷物会造成阿尔茨海默病,但是没有相关数据支持这些说法。

统计:阿尔茨海默病发病率根据诊断结果的不同而不同。因为拥有相对更完善的医疗保健系统,并且长寿人数越多,患病率也就越多,发达国家的诊断更为频繁。但是即使是在发达国家,阿尔茨海默病的发病率也被低估了,因为其他直接致死的并发症通常掩盖了阿尔茨海默病的发病率(比如肺炎)。据目前估计,全球有超过 2 500 万人患有阿尔茨海默病,且发病率随着平均寿命的增长而增加。

成本:阿尔茨海默病是花费最高的衰老相关疾病,其中大部分用于护理和支持性训练。美国每年用于治疗阿尔茨海默病的成本超过 1 000 亿美元,并且这个数字还在逐年增加[2]。

---

[1] http://www.sevencounties.org/poc/view_doc.php? type=doc&id=3249&cn=231.

[2] https://www.ncbi.nlm.nih.gov/pubmed/9543467? dopt=Abstract.

遗传风险：ApoE4 与阿尔茨海默病密切相关，它是存在于大脑星形胶质细胞和神经元的三大常见载脂蛋白之一。ApoE 主要运载脂类物质（如脂蛋白和脂溶性维生素以及胆固醇等）和神经损伤应答响应。大多数人含有 ApoE2（7%）或 ApoE3（79%）基因，含有 ApoE4（14%）的人群更加容易罹患阿尔茨海默病，并且发病年龄层呈年轻化趋势[1]。相比于那些没有 ApoE4 基因的人，含有两个 ApoE4 基因的人，患阿尔茨海默病的可能性更高（10～30 倍患病风险[2]）。然而，ApoE4 的存在不会自动导致阿尔茨海默病，肯定还有其他不知道的"原因"。

诊断：早期诊断通常基于病人的一些临床表现，如记忆减退、智力功能或其他行为变化等。目前，诊断手段包括临床检查、神经心理学检测；另外，更多更客观的技术手段也正被用于临床诊断，如血液学检查、脑脊液检测、神经影像学检查，或者能够发现晶状体/视网膜等细微的生化变化的眼科检查。

治疗：目前尚没有有效手段预防、治疗、逆转、停止、缓解阿尔茨海默病。很多药物使用后（即使现在偶尔也还在使用）并没有达到预期疗效，因此医生和患者都非常迫切地想要尝试新的治疗方法，如：乙酰胆碱酯酶抑制剂、NMDA 受体拮抗剂、雌激素、β-淀粉样蛋白的单克隆抗体、Ω-3 脂肪酸等。尽管结果还存有争议，一些研究发现，维生素 E（生育酚）可以减缓阿尔茨海默病发病。

小神经胶质细胞如何损伤和激活的原因尚不明确。有迹象表明，病毒或者微生物感染细胞，触发小神经胶质细胞的免疫反应，小神经胶质细胞会迅速分裂增殖。小神经胶质细胞是免疫系统的组成部分，类似于侵入冠状动脉内皮下层的巨噬细胞，这样可能更加容易理解。此外，不断有研究表明，各种

---

[1] http://jama.jamanetwork.com/article.aspx? articleid=418446.

[2] http://www.alzdiscovery.org/cognitive-vitality/what-apoe-means-for-your-health.

抗生素，如强力霉素，可能有助于延迟或者避免阿尔茨海默病，虽然这些研究都没能显示出显著疗效，也没能赢得大众的认同。简单地说，虽然微生物感染是一种可能的途径，但小神经胶质细胞激活和分裂的机制仍不明朗。

我们目前知道的是，小神经胶质细胞的激活先于任何其他明显的病理学症状，并且我们还知道在病态神经元中，小神经胶质细胞的端粒在β-淀粉样蛋白沉积或Tau蛋白缠结之前就已经缩短了。换句话说，端粒缩短和细胞衰老的发生先于其他变化。尽管这确实明显表明了小神经胶质细胞衰老在病理级联反应中位于β-淀粉样蛋白和Tau蛋白病的"上游"，但仍会有人对此提出质疑，因为细胞衰老是否是必需的（即"原因"），抑或其只是主要病理症状的副作用仍不得而知。尽管这是个合理的质疑，但是这个问题具有很强的逻辑性：细胞衰老是疾病的中心——小神经胶质细胞的衰老"造成"阿尔茨海默病。所有数据都一环扣一环，完全没有相互矛盾之处。基本病理级联反应不仅发生在冠状动脉系统中，还发生在神经元功能的变化中，并且能够清楚地解释阿尔茨海默病中神经元β-淀粉样蛋白和Tau蛋白积累的原因。

最重要的问题仍然在于如何干预治疗。假设小神经胶质细胞的衰老触发了一系列病理级联反应，最终导致阿尔茨海默病，那么我们应该在哪一步介入干预呢？我们可以试着预防感染，但我们甚至不知道是否真的存在这种感染，更不用说如何可靠地预防和治愈了。此外，一旦小神经胶质细胞衰老，功能失效，任何剂量的抗生素（即使它们是相关的）都不能够阻止病征产生。同样地，一旦这些细胞功能失调，很难想象我们怎么可能找到这样一种治疗剂：既能将β-淀粉样蛋白沉积移除，并溶解缠结的Tau蛋白，又可以保证神经元健康，保留正常功能所需的β-淀粉样蛋白和Tau蛋白（在正确的细胞区间内）。无论我们试着对哪一步进行干预，小神经胶质细胞都位于所有损伤的交叉路口。治疗阿尔茨海默病最有希望的治疗靶点是小神经胶质细胞，而在小神经胶质细胞中最有效的治疗靶点是端粒，因为端粒控制着衰老时间点。

因此，如果我们想要预防和治疗阿尔茨海默病，唯一最有效的干预点是小神经胶质细胞的端粒。小神经胶质细胞的端粒是病理级联反应洪流中最狭窄的部分——也是我们预防下游级联效应产生最有可能的干预点，毕竟下游级联效应可能致命。

简而言之，如果我们想要治疗阿尔茨海默病，我们就要重新延长端粒。

帕金森病

阿尔茨海默病的主要症状为认知功能缺陷，而帕金森病主要是造成运动功能障碍。帕金森病的症状是：姿势步态障碍、震颤、肌强直、行动冻结、手指呈"搓丸样"动作、语言障碍等。所有这些表现都反映出肌肉的控制及协调出现了问题。

目前研究发现阿尔茨海默病和帕金森病有许多相似之处，几乎可以看作是大脑中不同区域表现出的同一种疾病。区别在于，阿尔茨海默病攻击的是大脑皮层神经元，特别是前脑，而帕金森病进攻的是中脑神经元，特别是黑质和尾状核。可以肯定的是，帕金森病能够影响大脑大部分区域，并且这两种疾病的临床表现——特别是痴呆和其他认知变化——有很大程度的重叠，但仅通过上述原因判断它们是同一种疾病的说法过于简单。区分两种病征的一个关键的差异是 α-突触核蛋白沉积，而不是阿尔茨海默病中可见的 β-淀粉样蛋白和 Tau 蛋白沉积。

总而言之，帕金森病和阿尔茨海默病之间存在显著的相似之处。无论何种情况，神经胶质细胞特别是小神经胶质细胞在推动和病情发展过程中发挥着主要作用。小神经胶质细胞和星形胶质细胞（一种星形的胶质细胞）在帕金森病早期已失去功能。阿尔茨海默病患者神经元中 Tau 蛋白积聚并形成 Tau 蛋白缠结，帕金森病患者神经元中 α-突触核蛋白积聚，形成路易小体。帕金森病和阿尔茨海默病的病理变化早已出现——神经元周围积聚异常蛋白，但患者的临床表现正常。所以当临床症状出现后，神经元早已大量坏死。当病理变化仅局限于中脑神经元,即黑质神经元时,病征主要表现为运动功能障碍;当在大脑皮层观察到病理变化,病征则包括痴呆和类阿尔茨海默病症状。正如阿尔茨海默病一样,帕金森病的神经胶质细胞参与支持神经元,一旦神经胶质细胞功能失调,神经元就会坏死,功能障碍的神经胶质细胞内细胞器,包括线粒体、核糖体、蛋白酶体和溶酶体等,将全部失效。神经元需要健康的神经胶质细胞支持,当神经胶质细胞衰竭,神经元的死亡也就近在咫尺了。

简要知识点

帕 金 森 病

年龄:尽管帕金森病多发于老年人中,与衰老相关——平均发病年龄在60岁左右,但几乎任何年龄都可能发病。发病原因尚不清楚,许多风险因素,包括暴露于杀虫剂、除草剂以及脑部损伤等都可能增加患病风险。帕金森病一般不被认为是遗传疾病,但是确实存在一定的遗传倾向。帕金森病的发生概率和严重程度随着年龄的增加而增加。

成本:帕金森病的成本难以确定,美国每年大约花费250亿美元[①],大部分用于患者护理以及其他间接成本。

诊断:帕金森病的诊断主要依靠病史及体征。目前尚无简单的实验室或者影像学检测手段来确定诊断结果,尽管实验室检测可以排除其他可能的诊断方法,但缺少尸检,很难精确诊断帕金森病。因此,治疗性试验是目前对治疗和诊断上都是有帮助的检测手段。

---

① http://www.pdf.org/en/parkinson_statistics.

治疗：帕金森病的主要特征是产生多巴胺的神经元丧失，目前药物治疗为主要治疗手段，如左旋多巴和多巴胺激动剂等。多巴胺激动剂激活多巴胺受体，恢复大脑中多巴胺神经元功能，但是这些药物不仅有明显的副作用，在疾病后期，这些药物的疗效逐渐减弱，越来越多的神经元坏死。晚期治疗还可辅以神经外壳手术、脑刺激以及细胞移植（比如干细胞）等。

第七章
减 缓 衰 老

期待端粒酶

或许，在不久的将来，我们就可以逆转衰老过程。不过在今天，我们可以做些什么呢？

一些可能成为现实的辅助治疗，在未来几十年里或许真的能够成功实现，比如，重新延长端粒，重置基因表达，进而停止并逆转衰老过程。

当你正在阅读本书时，你的父母、亲戚或朋友中就已经有人患上了衰老相关疾病，即使是现在还没有与这些疾病做斗争的你，都有要面临那一天的时候。纵然我们在未来几年或许可以开始治疗和预防阿尔茨海默病或心脏病，但是我们怎样才能健康地活到那个时候？是和别人吃得不一样？还是市场上已经有可以保护我们不患上这些疾病的产品？我们现在可以为自己和心爱的人做些什么？

作为一名医生，我所关注的事情完全是实用的，而不是学术方面的。对我而言，当我开始患上衰老疾病、甚至开始衰老的时候，我关注的问题不是衰老过程怎样在我们身体上起作用，而是**我们面对衰老还可以做什么**，我想知道**最有效的干预手段是什么**。在我们从人体试验中证实这一有效的干预手段前，我们所有人需要知道的是现在可以采取哪些行动。

一个世纪以前,我们也因为脊髓灰质炎问过相同的问题:如果我们确实不能治愈脊髓灰质炎,我们可以怎样预防它?正如我们今天担忧阿尔茨海默病给我们带来的困扰一样,一个世纪以前,许多家庭都在担忧要照顾他们瘫痪的孩子所付出的代价。在乔纳斯·索尔克(Jonas Salk)开发出第一例有效的脊髓灰质炎疫苗前,我们对该疾病也束手无策。与之相似,在我们能够有效地重新延长我们的端粒前,我们也没有办法对抗衰老。不过,这并不意味着我们不能通过选择合理的生活方式来增加生存机会和保持健康。尽管没有可以阻止甚至逆转衰老的饮食和运动养生法则,但是在能够重新延长端粒前,饮食和运动仍然是保持最佳健康状态和延缓衰老疾病发作的最佳选择。

每当有人问我,他们现在怎样才能活得更长久时,我会告诉他们应当多关注他们的医生或祖母的嘱托,当然祖母建议的方法往往是更经济的。然而,作为人类,我们中很少有人会听从医生对我们日常生活的建议,不管这些建议多么合情合理。如果你想要有一个长久健康的生活——吃好一点,规律地锻炼,系牢安全带和避免惹恼周围的人(因为你永远不会知道谁会身怀利器)。不幸的是,人们更倾向于选择更有吸引力的建议,喜欢那些不可思议的食物或令人惊奇的运动方式。然而,一个不争的事实是,没有一种单一食物、运动、补品或冥想方式可以阻止衰老。不过你确实可以做一些事情来增加健康长寿的机会。

终于,在我们尝试寻找一种更有效的干预方式时,至少还有一种当前可以获得的产品——端粒酶激活剂,也许在一定程度上可以逆转或延缓衰老过程。

警告:谁从中渔利

我们从不缺乏关于饮食和锻炼的建议,但大多数都是错误的。

坏主意有一些显而易见的特点,如:需要支付给提供建议的社团越多,它的广告费用就越高,那么它对你来说就越不可能是个好建议。其实,对我们有用的建议往往都是很普通的、经济的甚至令人厌烦的。营销商知道醋可以解决你头皮屑的烦恼,不过他们不会向你推销每盎司仅一美元的醋。如果想利用醋来挣钱,他们就得去卖一种有“特殊配方”的洗发露。

驱使大众行为的潮流和时尚浪潮通常也是如此,特别是当补品和饮食成为时尚的时候。**新的、改良后的**或者**革命性的**产品要比我们已经使用上百年的日常用品更容易销售(即使这些日常用品效果良好,而且健康)。这一点在食物和饮食建议的潮流中尤其突出。正如饮食或烹饪类图书的出版商和作者意识到的那样:营销饮食产品,新奇、迷人古怪和名人效应比有效更重要。

卖燕麦片难,卖吸引力容易。

另一方面,如果你声称,你的产品源自远古的传承,或者更好是拥有史前历史,比如,在哥伦布发现美洲大陆以前,南美洲古秘鲁人吃过的一种谷物;或者是一种旧石器时代人们的食物,这样,你就能在短短几年时间内成功地卖出你的产品。然后,人们又将方向转向下一个“天然”的饮食方式或谷物。我们倾向于相信远古时代能把我们指向一个健康的“更简单时代”,指向一个被18世纪的法国哲学家卢梭(Rousseau)称之为“自然状态”的方向前行,尽管这种倒退的观点是错误的,甚至是危险的。不管从哪个角度来说,远古时代都不可能指引我们向着最佳的健康生活方式前行。如果你怀疑这一点,那么请你扪心自问:生活在一百年前、一千年前或一万年前的人们的寿命比今天人们更长还是更短?所以,抛开卢梭不谈,你或许更应该考虑托马斯·霍布斯(Thomas Hobbes)关于人类自然生活状态的描述:“……贫穷、肮脏、野蛮和食物**短缺**”。这就像依照原始生活的洞穴设计居住房屋:虽然他们独特,也确实是我们人类的一大遗产,不过一点儿也不是保暖、干燥和免除疾病的居住方式。

源自古代、最新的“发现”、价格高低等,都不是这些商品功效和可信度的有力保障。我们应该合理地去怀疑一个昂贵产品的广告,也同样合理地去怀疑那些号称**自然**、**简约**和**绿色**的宣传。析微察异是一件非常困难的事，除了经验，几乎没有可靠的指导。在科学界也是如此建议：如果你想得到真相，猜测是毫无意义的，逻辑分析也还行，只有数据才是永远最可靠的。

还有一个忠告值得提及。

几十年来，作为一名在职医生和医学教授，我已经提出过无数的医学建议，然而我也经常不得不面对现实：不是所有人都愿意接受我的建议。对我而言，这倒无所谓，我的工作不是强迫人们去改变他们的生活，而是提供所能提供的最好建议，然后让患者自己去选择。我这样做有两点支撑：首先，这是一个自由的国度（或多或少），人们有权利去为自己做决定，而不是由其他**任何人**（包括医生）来替他们做出选择；其次，我也有可能犯错。一个可悲的趋势就是，有些在**大多数**时候正确的人总觉得他们自己**永远**是正确的，其实并不然：没有人是永远对的。

任何人的建议都应该有所保留地去接受——尤其是关于饮食的建议。

我从来没有要求患者去做什么事情，比如戒烟，给建议？会；告知风险？会；被咨询能否帮助他们戒烟？当然！然而我从来没有认为我的职业有权利（更不用说义务）去控制患者的生活和选择。可以这样说，我的工作是让吸烟者感到内疚。对于你的医疗护理和选择的最佳健康生活方式，一个内科医生的角色是成为一个顾问，而不是一个命令者。我可以建议一个方式，给你提供一个方法，同时希望你好运，不过选择是你自己的事。

本章以一些与端粒没有直接联系的"选择"开始。然后我们也将关注几个影响端粒和衰老的选择，或者仅仅声明一下这些影响。这一章的末尾将简单介绍目前实验室的研究进展，展望那些美好的日子，在那些日子里我们可以免除疾病，生活得健康。

悬　崖

想象有一个呈抛物线斜坡的悬崖：悬崖的顶部非常平，不过越往下越陡峭,最后几乎垂直向下。我们的生活开始于悬崖的边缘,年轻并且健康。一开始,脚下的路很容易,因为我们差不多位于悬崖最平坦的地方。然后,悬崖的斜坡开始变得有一点点陡峭,我们开始看到衰老的第一个起始点。我们继续前行,这时会发现驻足或保持行走都开始变得愈发艰难,避免生病似乎是一件不可能的事情;保持健康需要我们付出许多时间、关注和努力。最后,抵达悬崖最陡峭的地方,我们发现自己一头栽倒下去,自由落体式地坠入悬崖,由此坠入了疾病和死亡深渊。

这不是一个让人愉悦的比喻,不过达到目的即可。

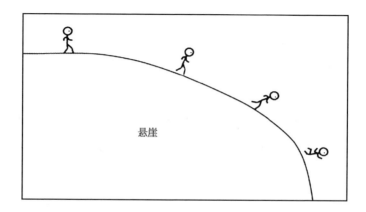

有一件事情值得思考,那就是如果我们尝试更健康的生活,将会发生什么? 比如,如果我们正在缓慢地往斜坡下走,我们完全改变我们的饮食习惯,开始吃我们能够想象得到的最好、最健康、最适合人类的食物,又将会发生什么? 这能减缓我们前进的步伐吗? 能阻止我们继续往下坠落吗? 或者甚至帮助我们回到斜坡的顶点吗? 我们延缓、阻止或者逆转了衰老和疾病的过程吗?

整个人类历史,无一例外的都是在沿着这个斜坡向下前行,从未停止过,更不必说被逆转。从历史角度来看,即使我们能够在一定程度上治愈许多疾病(传染病是最好的例子),我们所做的很多事都是徒劳无功的,距离阻止衰老不止一点点,更不要说是逆转衰老过程和衰老引起的疾病了。另一方面,也有许多干预手段有理有据地宣称可以**减缓**衰老**过程**。

　　更确切地说，**也许在**公元 2006 年**以前**，还没有任何一种已知的干预手段可以阻止或逆转人类的衰老过程。有理由认为，我们确实有许多干预手段能够加速或者减缓衰老过程，特别是，当通过临床检测、实验评估、发病情况和死亡时的平均年龄来定义衰老时，我们知道的多种行为或危险因素（比如基因）都会加速衰老。同样，我们知道的许多行为或因素（比如基因）呈现出相反的效果——减缓衰老速率和衰老疾病的发作和发展。

	被证明的干预手段
加速衰老	紫外线暴露、吸烟、压力、传染症、疾病、不良基因
减缓衰老	好的饮食习惯、锻炼、免疫作用、良好的基因
阻止衰老	没有
逆转衰老	没有

　　不管是加速还是减缓衰老过程，在这些因素中，没有一种是特别引人注目或鲜为人知的。相反，无一例外地，它们永远出现在基本和简单的医疗建议中。坦率地说，这些几乎是你的祖母或家庭医生永远不变的建议，当然，我们当时完全忽略或只是部分采用这些建议。公平地说，这些建议实施起来通常是困难的、尴尬、痛苦、不悦或者耗时的。这些常规建议经常包括多吃蔬菜，避免高热量、高糖和高脂肪（或者其他一些美味）的食物，同时有规律地锻炼、涂防晒霜、勤洗手等，类似这些来自传统观念和善意的条条框框。尽管我们都知道这些关键的东西，但是很少有人去照做或自觉去做。

　　虽然我们不能改变遗传基因，但是总有很多方式（都是较为常见的）可以减缓或加速衰老过程和疾病的风险。在如此宽泛的限制下，没有最原始的，或者令人惊讶的事情发生在减缓或加速衰老过程中。

　　然而，阻止或逆转衰老是一件**完全**不同的事情。

　　尽管那些外包装华丽的商业产品声称可以阻止或逆转衰老，但实际上却没有一例产品成功兑现过承诺。现在，一些食品、补品、面霜和健身/养生法则声称可以阻止和逆转衰老,但是它们都是不可靠的。这些广告中**没有一种**是真实的,目前市场上还没有能够阻止和逆转衰老过程的产品。

是的,几乎没有任何产品。

事实证明,在我痛斥的抗衰老产品中,有两个例外。当然,它们是很微小的例外,不过值得关注。最重要的一个是端粒酶激活剂,我将在本章的后续部分讨论。这些产品直击问题要害,非常值得仔细考虑。

另一个特例来自一些有趣的研究数据,这些数据表明,尽管一些医学干预手段不能逆转衰老,但是它们至少可以逆转一些衰老相关疾病的重要病理学特征,比如动脉粥样硬化。这些干预手段整体上不能算是逆转了衰老,也不能说它们可能有这样的功效,不过如果它们帮助我们避免衰老相关**疾病**,那么它们仍然是价值斐然的。这些干预手段可能逆转了一些动脉病变,而这些病变在衰老过程中尤为显著。虽然它们可能并没有重新延长端粒的长度,也没有让血管内皮细胞变得更能发挥功能(或者更年轻),但是,如果它们逆转了病变过程,同时也减少了死亡风险,那么这也是不容小觑的成就。

大多数声称能够逆转衰老的干预手段(和商业产品)即使有效也并非真的逆转了衰老,只是减缓了衰老速率和相关疾病的病变过程。奇怪的是,这些干预手段能够把衰老的速率降低到与那些生活健康的人一样水平。许多患者,特别是那些烟民,高血压、高血糖和高胆固醇患者,他们的衰老速率远远高于那些没有这些风险因素的人。如果我们可以减缓或者阻止动脉粥样硬化,延缓死亡,那么即使我们不能够逆转衰老过程,也能改善生活质量。

比如,如果不吸烟的人心脏病发作的平均年龄是 70 岁,而那些吸烟的人发作的平均年龄是在 50 岁,那么我们乐观地希望,是否当我们戒烟后,就可以把心脏病发作延缓几年,从而与那些不吸烟的人差不多。但即使戒了烟,我们实际上并没有治愈或预防疾病,而仅仅是把风险降低到普通水平。虽然没有治愈,但总比什么都不做好。

目前大多数方法并不能阻止衰老，我们能做的多数事情也仅仅是减缓衰老过程和降低疾病发生的风险。那么让我们看看能做的究竟有哪些事情。

饮　食

> 任何可以通过饮食来治疗的疾病，都不应该使用其他方法来治疗。
>
> ——迈蒙尼德（Maimonides），12 世纪的内科医生

饮食不能治疗衰老，但是如果你膳食结构太差，会更容易生病，也衰老得更快。

首先，世界上没有哪种神奇的食物可以让你永葆青春（也没有任何神奇饮食、神奇运动或者神奇冥想可以做到）。至于饮食，没有"好食物"或"坏食物"之分，尽管我注意到人们常常做出评价——比如"藜麦对你有好处"或者"糖对你不利"。

然而，在现实生活中则视情况而定。

现在，许多人认为糖不是一种"好东西"。然而，这一标签贴得太过简单。没有糖，我们根本无法生存。糖在任何时候都是细胞的主要能量来源，即使有一部分细胞利用脂肪或蛋白质作为替代能源，但不是所有细胞都有这种技能。当我们补充碳水化合物时——如意大利面——身体会将复杂大分子分解成单糖。所以，问题并不是我们是否需要补充膳食中的糖（毫无疑问，我们需要），而是我们需要补充多少糖和以什么形式补充。我们需要糖来合成我们 DNA 所需的核酸链以及各种生命所需的复杂大分子。我们也需要糖提供能量！当被分解成单糖后，碳水化合物就成了一种有用的并且唾手可得的代谢能源。实际上，它是细胞能量的通用"货币"。

糖曾经一度被视作是人类"优质"食物的象征。直到 19 世纪末，德国和美国的医学生理学家们才终于认识到糖在细胞代谢中的重要作用，于是

糖随之被称作是"自然界中的完美食物"。一些内科医生和生理学家甚至认真地建议人类最优的膳食结构里,除了糖之外就没有其他的物质了。最近,我们已经意识到糖远非"自然界中的完美食物"那么简单,它也为我们带来许多麻烦。另一方面,当我们在嘲笑一个世纪以前那些愚蠢自大的科学家们的时候,是否也同样傲慢地在犯同样的错误?糖**真的**一点都不好吗?

同样,答案视情况而定!

自然界中没有完美的食物。当我们说一种食物比其他食物更好时,我们需要结合个人的生活方式,这些食物只是在特定时间、特定基因的情况下更能满足细胞需求。此外,很多事情短期来看是好的,但是时间久了则暗藏风险。如果要说自然界中真有完美的**饮食方式**,那就是多种食物的搭配、平衡和满足个性化需求。任何饮食讨论的焦点——生命是复杂的,而且比我们所意识到的更复杂。

不论是碳水化合物(或者简单碳水化合物,如糖),还是蛋白质、脂肪、维生素或者矿物质,没有**一组**食物是至好或至坏的。比如,蛋白质能提供我们自身不能合成的必需氨基酸。饮食中若没有蛋白质摄入,我们就会营养不良,甚至因此丧命。脂肪也是如此:有几类必不可少的脂类物质我们自身并不能合成。此外,脂肪不仅是热量的有效来源,而且对一些脂溶性维生素而言,如果没有被饮食中的脂肪溶解,就不能被我们人体所吸收。大部分调味品是脂溶性的,因此,没有脂肪的食物味道往往都不太鲜美。

胆固醇,一种脂类物质,就是一个典型的例子。我们习惯性地恐惧胆固醇,但又离不开它。有些人只需要从食物中摄取一点点,而有些人则需要大量摄取。除了在一些特殊情况下,胆固醇确实不是一种"坏食物"。更广泛地说,尽管我们都能迅速意识到食物脂肪会导致动脉疾病,同时,我们也知道血液中高脂肪和高胆固醇是潜在的危险因素,但是饮食中脂肪摄入的危害性远远小于我们大多数人所认为的那样。降低膳食结构中脂肪或胆固醇的摄入并非是衰老相关动脉疾病的灵丹妙药。

维生素和矿物质呢?毫无疑问,我们需要大量的维生素和矿物质,但不同的人群中同样存在着我们没有意识到的个体差异和遗传差异。然而问题来了，**补充**维生素和矿物质对我们是否有益？一些情况下，它们确实是有益的。当一个人缺乏维生素时，没有人会反对他补充维生素。不过，饮食和饮食需求在不同个体之间存在着差异。有些人对维生素 C 的需求可能是其他人的两倍，或者对烟酸的需求却是其他人的一半。更糟糕的是，在许多发达国家的典型饮食中，必需营养物质的来源存在着不足或失衡。以快餐为主的饮食结构只让我们足以生存，且更容易积累脂肪，这**不**意味着我们就营养均衡了。在这种饮食结构下，我们摄入了过多的热量，但并不能保证摄取到了足够的必需营养物质。因此，我们在维生素或矿物质严重缺乏的情况下仍然会长胖。

不过，我们还需要补充维生素或矿物质吗？我们有些人摄入了太多的补品，以至于身体不得不通过肾脏来排泄掉一些（特别是水溶性维生素 B）。关于这点，药理学教授中流传着一个经典的笑话——美国人拥有全世界最贵的尿液，或许我们确实摄入了太多的补品，但是我们**该**怎么办呢？

理想情况

> 多数人死于疾病治疗，而非死于疾病本身。
>
> ——莫里哀（Molière）

最合适的饮食方式是根据个人基因和行为**量身定制**的那一种。人类并没有进化到可以很好地处理或适应高脂肪、高热量、低矿物质和低维生素的饮食方式。虽然有些人可能需要维生素和矿物质的补充品，但大多数人需要的是多样的饮食结构，包含蛋白质、蔬菜和水果，以及少量单糖。这绝不是一个革命性的建议，因此让我们走得更远一点吧！

大多数水溶性维生素的分子（B 族复合维生素和维生素 C）非常脆弱，并不适宜加热或长时间放置。如果你的饮食包含煮熟的蔬菜（与沙拉和生鲜蔬菜截然不同），或者更糟——没有蔬菜或水果，那么你体内水溶性维生素含量可能过低,这时应该考虑额外补充一些。而脂溶性维生素则比较有趣,它们在一定程度上取决于你脂肪的摄入量:如果你的饮食中脂肪含量太低,你或许该考虑补充脂溶性维生素(维生素 A、维生素 D 和维生素 E)。维生素 K 最为特别,它的产生依赖于寄生在你肠道中的细菌,但是你仍然需要通过饮食摄入脂肪来帮助自己有效地吸收。然而最常见的问题和日常饮食结构所反映的事实是,我们真正摄入的脂肪并非**太低**,而是**太高**。当你依靠快餐而不是其他饮食生存时,"不是其他饮食"里就包括你正在缺失的维生素。如果你的大部分饮食是由免下车驾驶服务窗口提供,那么你回家后应该考虑补充复合维生素作为餐后甜点。

那为什么不是每个人都服用补充剂呢?这不就解决问题了么?即使忽略财力和精力——虽然也没多少——我们也没有理由过多摄入,那将超出身体所需。然而,我们许多人都愿意相信另一面:如果维生素和矿物质的补充剂可以让我保持健康,那么每天十片将让我永葆青春,难道不是吗?

啊,但愿是这样吧。

然而不幸的是,每种必需维生素和矿物质都有一个最适量,否则,过犹不及。数据表明,过量的维生素不会帮助避免衰老相关疾病。另外还有证据表明,衰老相关疾病的发生和死亡风险会随着不必要的摄入而增加,即过量不仅**不会**改善情况,实际上反而可能导致疾病。

反之亦然,虽然我们避免一些"不健康"的东西,但是完全避免也可能会引起问题。就像你可以摄入过多的好东西,你也可以基本不摄入坏东西。比如,你觉得**不需要**自由基有利于获得更优质的健康状况,而实际上,身体需要自由基杀菌并调节许多代谢过程。细胞拥有过量的自由基并非是一件好事情,相反,太少也不利于健康,氧气也是如此。细胞含有太多氧原子,特别是氧自由基,会产生很多损伤。不过,如果没有**任何**氧气,你就会立即死亡。每样东西都有一个最适浓度!对于补品、自由基和氧气,节制或许很无聊,但是确实是你通向健康的大道。

太不公平了!如果确实存在"好食物"和"坏食物",那么一切都会变得简单一些,补品、维生素、矿物质、脂质、自由基等也是一样。但现实却是复杂的:我们吃的东西没有好与坏的区分,除非在特定背景和最适摄入量的前提条件下。然而,最佳摄入量也因人而异。

因此,尽管补品占据了一席之地,但其用量也很保守。适量的维生素可能是有益的,过多就不好了。我不会阻止你每日服用复合维生素,但是你不要指望这些复合维生素可以让自己免受衰老或者衰老相关疾病。它不会!但是关于生育酚的争论可能成为例外,比如维生素 E。过去二十多年的研究显示,如果你每天服用维生素 E,且服用剂量至少是推荐剂量的两倍,你或许能够延迟阿尔茨海默病的发病时间。然而,这些研究数据也绝不是毫无破绽,经常需要为之辩解(不料在几年后会被重新提起),我曾经也辩解道:尝试一下也不会受伤害。毕竟,维生素 E 并不贵,而且风险也不大。高剂量维生素 E 会抑制血小板和凝血,如果因此就不推荐维生素 E,那我们也因此不推荐使用阿司匹林了吗? 既然目前我们没有任何有效手段可以提供给阿尔茨海默病患者,那为什么**不试一试**生育酚补充剂呢? 纯粹主义者们会反对这样,不过纯粹主义者们很少是阿尔茨海默病患者中的一员。因此,我把这个建议留个患者,让他们自己做决定。这样或许并不能帮助他们抗击阿尔茨海默病,不过除了这样,我们还可以做什么?

特殊饮食

当食物成为主题(与补品相反)时,我们就进入了一个大多数人更为熟悉的领域。现代营养学家已经提出了一个既好又简单的规则:要吃超市里放在四周靠墙的食物,而不吃靠近中间通道的食物。如果遵循这个规则去做,你将会避开那些被加工过的食物、罐头食品、苏打水和无营养价值的高热量零食,而且你有更多机会获得沿着墙边摆放的新鲜蔬菜、水果、肉制品和乳制品。

另一个通俗易懂的规则是,决不食用你曾祖母不认可的食物,比如那些满公升瓶装的苏打水、色彩绚丽的食物、高糖谷物和塑料管装的"水果制品"等。祖母的建议,就像医生的建议,也许听起来没有那么令人兴奋,不过确实特别有效。一个相关规则回应了早期关于产品性价比的观点：**付钱给农民，而不是包装**。广告、加工过程和包装的花费越高，产品的营养价值就越低。比如谷物产品，或许你更喜欢吃包装盒，而不是里面的东西。

这个相似的规则也适用于配料。配料成分表越长，其价值也就越低，特别是你都读不出来配料名字，或不得不通过谷歌检索了解这些配料用途的时候。你看，没有人会去网上弄清楚香蕉里含有什么成分。

这样做是有原因的。

买食物，而不是食物的加工产品。

在我们的文化中，**饮食**（diet）被赋予了两个常见含义。一是与营养相关，如经常有人问"你均衡饮食了吗？"。另一个则与我们全民痴迷的减肥相关："我要节食"。这简直太糟糕了，因为这应当是一个讨论话题而不是两个。"正常的"饮食应相对低热量，同时又要兼具足够的热量、脂肪、碳水化合物、蛋白质、维生素和矿物质，从而满足我们每日复杂的饮食需求。但愿我们能坚持"正常"饮食，这将有助于维持我们苗条又健康的身材（这两者并不一定是同一件事），这种观念一般来说是正确的。但是，实施细节却是问题。

第一个问题是，我们几乎很少有这样"正常"的饮食。就像明明是常识，却极不寻常一样，正常饮食变得很不正常。反而，我们对饮食更倾向于快速制备和精美的包装，而不是营养。然而，即使我们吃的是膳食均衡的食品，但由于基因作用，在同样的饮食和生活方式下，有些人变胖，有些人仍然能保持苗条。

考虑一下为什么会这样。

我们的代谢系统早已被千锤百炼，以应对与 21 世纪发达国家截然不同的环境。如果回溯到千年以前，寻访欧洲、非洲或亚洲的任何一个小村庄，我们会发现，祖先很少有肥胖的。不过他们**变**肥胖的能力——将热量存储到体内脂肪的基因——对于生存是非常有益的。这些基因帮助我们的祖先在一个歉收而又漫长的冬季中存活下来。纤瘦的人死于饥饿,因为他们无法存储足够的热量来帮助自己渡过难关。然而稍胖一点的人却可以借此撑到来年春季。在人类近代史上,肥胖被视为健康和财富的一种标志,这并不是不合理的。

目前,情况正好相反。大多数发达国家,食物普遍充足,从进化的角度来看,存储脂肪不再有优势,不能存储脂肪也不再是缺点。有些人变得非常肥胖,以至于患慢性疾病的风险急剧增加,特别是动脉疾病、糖尿病和关节问题相关疾病。当食物的获得方式发生改变,遗传风险也随之发生了变化。

人如其食,不过,你也由你祖先所吃的东西决定。

你的饮食还是我的饮食

> 所谓的健康,就是如果对食物购买永久焦虑,并不见得比患上烦琐的疾病好多少。
>
> ——亚历山大·蒲柏(Alexander Pope)

基因变异数量大的实在令人惊讶。如果我们在一个群体里只考察单个基因,并将其与参考的等位基因进行比较,会发现平均每个人有五百到一千万个单核苷酸变异。我们都与周围的人稍有不同,同一个基因也有稍微不同的等位基因。这些差异对疾病的影响可大可小,且没有办法测量。它们或许产生非常微妙的影响,包括我们对饮食的响应。换言之,我们个性化的基因组成决定最适合我们的饮食,以及我们每个个体如何对食物做出反应。

除了遗传和基因表达的差异,我们体内的菌群环境,即微生物组,也存在差异。越来越多的证据显示,我们的肠道确实存在细菌微生物组。即使拥有相同的饮食结构和基因,不同的菌群仍能让一个人比另一个人更健康、更苗条,或者比其他人更快乐。食物过敏、饮食敏感等一大堆问题也很可能是菌群引起的,而不是遗传自父母,但现阶段还很难梳理出准确的原因。如果你确实想要健康的饮食,你首先应当知道怎样可以成功获得一套特别健康的肠道益生菌。虽然可能会想到常规方法——吃酸奶，但我们才刚开始认识到肠道细菌差异的重要性，我们几乎不知道如何获得最适的肠道寄生菌群。

然而，尽管我们在基因、基因表达和肠道细菌方面存在差异，但是仍然有人建议所有人都应该吃特定的"完美"饮食。然而，关于特定饮食建议的普遍共识，比如避免摄入过多热量，这类教条式的饮食方式，非常令人失望，非常狭隘，不允许有个体差异。当前流行的"旧石器时代饮食"（Paleolithic diet）试图复制早期人类的饮食方式。它建议人们尽量吃原汁原味的食物，这虽然值得赞赏（**付钱给农民，而不是包装**），但也存在三个误区。首先，它忽略了个体差异。我们所有人都各不相同［就此而言，我们石器时代（Stone Age）的祖先也是如此］，对每一种饮食的反应也因人而异。其次，我们对史前祖先饮食组成的预测可能极不准确。一万五千年是一段相当漫长的时间，几千年前的人们吃什么，甚至是几百年前的人们吃什么，我们都不甚了解。第三个误区在于，错误地假定从旧石器时代到现在，人类并没有发生任何演化。但相反的是，基因对于环境中可用食物的响应相当迅速。

例如，乳糖分解酶帮助我们消化牛奶。所有人出生时都有乳糖分解酶，它使我们能够消化母乳。然而，很多成年人在发育前，体内乳糖分解酶就开始衰减。旧石器时代的成年人体内几乎肯定不会产生乳糖分解酶，他们肯定也不能消化奶制品。然而，成年人体内表达乳糖水解酶——"乳糖耐受"——在马赛人（Maasai）或北欧人的文化历史上至少已经演化了两次（或许有几十次）。这些族群的成年人已经非常适应饮食中含有乳制品。我们已不再处于旧石器时代，那个时代的饮食也必然不再适合我们的基因（和我们的肠道）了。虽然发达国家的许多饮食确实不健康，但假定的旧石器时代饮食（更不用说**真正的**了）只适合少部分人，不可能适合所有人。

任何教条的饮食都有风险。一方面，素食主义者需要保证他们能够得到足够的维生素 B_{12}。另一方面，那些不吃蔬菜的人通常得不到足够的叶酸。可是，饮食已经变成疯狂的、成功的时尚，经常在短短几年内从一个极端("只吃碳水化合物")到另一个极端("避免所有的糖水化合物")。无独有偶，两种截然相反、极度矛盾的饮食会同时竞争社会称赞和媒体关注，尽管两种饮食方式都不可能是非常健康的。从经验来看，如果一个特别新颖的饮食在电视、互联网和书店里被大肆宣传，其背后真相有两个：一是有人投巨资在推广该饮食；二是你会愚蠢地紧随他们的建议。

> 根据自己的身体和现实情况找出正确的饮食需要。
> 饮食不是宗教信仰、不是政治哲学、不是信条。
> 注意身体发出的信号。

衰老和饮食

即使忽略上面讨论的全部情况，饮食需求也会随着你的年龄增长而改变。当端粒缩短时，细胞代谢会减缓，消耗更少的能量。上了年纪以后也是一样，整体上，你对食物的需求量会减少。如果吃更多的食物能迫使细胞使用额外的营养来修复自己当然是最好不过，但此路行不通。衰老细胞中改变基因表达后最常见的影响之一是细胞代谢速率变慢，比如不再像年轻细胞那样活跃地修复、替代和重复利用细胞内的成分。因此，老细胞需要的热量更少，多余的热量摄入后都被分流进身体脂肪。

随着年龄增长，我们需要更少的热量。如果我们继续摄入相同的热量，我们就会变胖。

> 当你 50 岁的时候，还吃得像一个 20 岁的人，你不会变得更年轻，只会让 50 岁的你更胖。

许多年轻人注意到当他们大学毕业后，他们体重会慢慢增加，除非他们削减热量摄入。在很大程度上，这些特别增加的体重并不是由于身体整体代谢率的变化，而是由于这个阶段体育活动的减少。然而，随着我们年纪的增长,细胞代谢活动会整体下降,与体育活动没有多大关系。不管你打多少场网球,细胞内蛋白质池(还有其他物质)不再快速代谢周转。虽然这节约了能源,但却带来了两个不利影响。第一,也是最重要的——细胞功能失调,开始积累损伤,正如第二章讨论的那样。第二个不利影响只有在我们摄入的热量与我们年轻时摄入量相同时才会发生。这两者都容易导致肥胖并增加了相关慢性疾病的风险。

理想状况是我们能调整热量和蛋白质摄入量以满足不断减少的需求。总的来说,我们的营养需求会随着年龄增长而下降。然而,我们对一些特定维生素和矿物质的需求可能并不会下降,而是维持在相对稳定的水平,甚至还会有所增加。随着年纪的增长,提出比日常维生素的补充量更精确的建议是非常困难的,因为我们之间存在衰老相关疾病的遗传差异和个体偏好。

老年人的饮食建议

1. 减少总卡路里的摄入量;
2. 避免无营养的食物,选择多样化食物;
3. 确保维生素和矿物质等的良好摄入。

不管怎样,基本要求非常简单。随着年纪的增长,我们更需要膳食均衡,减少热量摄入,满足日常的代谢需求即可。健康的老人中,几乎很少出现膳食不均衡、摄入高热量饮食的现象。

根据年龄进食。

运 动

散步是最好的运动,让自己习惯走远一点。
——托马斯·杰斐逊(Thomas Jefferson)

传统观点认为运动有益身心，延缓衰老和疾病，但这些都是真的吗？或许在一定程度上，答案是肯定的，但效果也许比你想象得要小。目前，还没有证据表明运动可以延缓衰老，尽管它或许会帮助你避免衰老相关疾病。因此，你一定要重视运动，但要理性对待。

首先，如果运动对你很有好处，那么为什么广告上经常会说"在开始锻炼之前，请先咨询医生？"有些人不仅不能通过运动改善健康状况，还有可能因此而丧命。另一方面，与其说过度运动带来风险，还不如说是潜在健康问题带来的风险多。比如，受到初次胸痛惊吓的老人去看内科医生，被告知他有心绞痛，同时有心脏病发作的危险。当然，如果合理安排锻炼，他的情况很有可能有所改善，不过，如果他第二天就尝试跑十英里，那么他在跑步过程中突发心脏病也是意料之中的事情。运动是有益的，不过只是在一定的情况下。如果你想锻炼身体，你先要锻炼大脑，不要去做傻事。

其次，大量（尽管不是全部）数据表明，运动与身体健康是呈相关关系，而不是因果关系。如果对 2 000 人进行民意调查，假设其中 1 000 人每天都在运动，从不得病；而另外 1 000 人从不运动，身体都不健康。这样的结果并不能证明运动就是好的。运动这一组可能包括青少年运动员，而不运动的那一组或许包括临终关怀的老年人。不管运动与否，青少年都倾向于比临终关怀的老年人更加健康。

虽然这个例子听起来比较愚蠢，但是许多关于"运动的好处"的研究都在犯本质上相同的错误。比如，假设我们有 2 000 人，同样年纪和相同病史，其中一半人运动，另一半人不运动。不运动的一半带有数量不等的"高风险基因"，不仅导致慢性疾病，也可能导致低能量水平；这些人从一开始就不想动。这个例子是想说明，疾病并不是由缺乏运动引起的，而是由导致疾病和"久坐不动的生活方式"的基因导致的。换句话说，有些人生来就没有运气。

关键的问题是：假设做个实验，我们选一组人，每个人都并不那么健康，都有已知患病风险，如果让他们有规律地运动的话会发生什么呢？这样会让他们健康一点吗？这样会预防疾病吗？这类研究显然非常难做，但是我们仍然对这些问题持有一些想法。

显而易见（假设你没有做特别愚蠢的事情），运动有益身心的原因很多。首先，运动有助于降血压和降血糖，因此降低你患许多慢性疾病的风险。其次，根据你运动的类型，你可以有规律地反复锻炼骨骼的负荷来减缓骨质疏松症的发生。比如，锻炼体操中"下马"动作能帮助保持脊椎的骨密度。粗略地讲，这是一个"用进废退"的例子。你持之以恒地运动，身体总会倾向于更健康。

在运动带来的众多益处中，有一个或许会让你感到意外——关节细胞运动的价值。事实上，运用关节张力（或重力）做重复的温和运动时，能使关节保持最佳状态。因为，关节软骨细胞没有直接的血液供给，它们依赖运动来保持健康。所有的养分和氧气必须从相对较远的毛细血管扩散到这里，然后废物也以相同的方式向外扩散，这就像用自来水将海绵里的墨水挤出一样：每次挤压海绵挤出墨水，释放后，它会吸收干净的自来水。不断重复这个过程，最终海绵变干净了。本质上，关节软骨细胞也是如此：交替压缩和放松的关节表面有助于营养物质和废物/废气交换，每天或多或少反复、无负荷的使用关节会比从来不用好得多。简言之，运动对于关节，像对于肌肉、动脉、心脏和肺一样，是有益的。

但是，很不幸的是，万事总有例外。

假设，在 20 岁时，有一天你从高处跳下，膝盖硬着陆，压碎了一些关节细胞——关节软骨细胞，但剩余细胞继续分裂，替代受损细胞。当然，新分裂的细胞端粒变短。因此，相比长期走路时的膝盖细胞，如果你经常反复剧烈跳跃，长期习惯性硬着陆，那么膝盖处细胞的老化程度就会快得多。这也是为什么滑雪运动员和篮球运动员往往都有"老"膝盖——早期骨关节炎，以及为什么他们在相对年轻的时候就需要全膝关节置换术。这里不是关节组织的营养问题，而是关节损伤的问题。同样，如果你是个木匠或者石匠，使用铁锤时的反作用力不断冲击指关节，可以预想到，这些地方就会出现骨关节炎的早期症状。锻炼是一方面，损伤是另一方面。无论何时，每当身体必须更替已经被杀死的细胞时，你的身体都在加速衰老。

因此,虽然运动可能好处颇多,甚至或许可以延缓衰老相关疾病,但是这些好处会被运动带来的损伤抵消了。人的身体在新陈代谢中不断被消耗,不管做什么,你都会随着时间的推移而变老。但如果你反复伤害你自己,你将会老得更快。

而且,运动带来的好处并不与你花在运动上的费用成正比,它不会因为高级紧身衣、200 美元的跑鞋,或者加入最时尚的健身会所而增加。你可以在一个公共建筑里试着观察一下,人们是如何从大厅上到二楼的,有些人一次跨两级台阶,有些人是吃力地拖着身体上台阶,而有些人是坐电梯。第一种人正在做免费运动,不用缴纳健身会所会费,也不用器械。我们走路的方式甚至也是如此,那些积极步行的人得到持续的锻炼,而那些走捷径和运动迟缓的人从日常运动中受益颇少。原因很简单,你站着并不意味着你没有"久坐"。

有效的运动可以包括在工作中上下楼走楼梯,或者做园艺、跳舞,抑或是精力充沛地围着房子走上几圈。你越认为运动需要在健身会所、特定的一天、特定的时间、穿特定的衣服或者以一种沉闷的方式运动上一小时,你就越不能从运动中受益。

运动在于你**做了什么**,而不是你**花费了什么**。

老年人运动建议

1. 全身运动：关节、肌肉、骨骼。

2. 全身伸展：关节意味着要运动和使用。

3. 首先要有每日的基础运动,然后再增加多样性。

4. 尝试每天上下楼走楼梯,替代乘电梯;步行,替代开车。换句话说,保持运动。

5. 每天运动几分钟好过周末运动几小时。

冥 想

形坏神不亡。

——法句经（The Dhammapada）（佛陀语）

冥想的价值是什么？

如果你像我一样在抗衰老俱乐部中度过很多时间，你肯定会听到很多关于冥想所谓的好处。

这取决于你希望得到什么。冥想不需你花费数年的时间，但它却能让你更多地意识到过去拥有的岁月。大多数长期冥想者都相信有所收获，他们肯定从中获得了一些东西，否则他们也不会长期坚持冥想了。因此，毫无疑问，冥想的好处是**主观的**，但其可量化的**客观**好处则不多。

在不同宗教和文化环境中冥想的形式不胜枚举。冥想的研究者在学术上倾向于将它分成两大基本类型，他们的分类标准是基于通过对初学者发送指令，并利用脑电图变化分析这些初学者的反应。在冥想过程中，大脑对外界刺激的反应明显不同于非冥想的正常状态。本质上而言，第一类冥想练习（比如禅），脑电图显示对外界刺激有持续意识，禅坐时间越长，冥想者身心如一，完全没有刺激阻断惯性。第二类冥想练习（比如瑜伽），脑电图显示几乎不会对外界刺激产生反应，更不用说惯性了。将这两种类型冥想的脑电图与正常认知状态的进行比较，大多数人都能很快对外界环境刺激做出准确反应，经反复刺激迅速增长，最后停止响应。就像我们一开始还注意时钟嘀嗒作响，不过一会儿之后便不再关注了（即脑电图停止响应），虽然时钟继续在摆动。禅宗冥想者或许能持续听到时钟的嘀嗒声，瑜伽冥想者或许一开始就忽略了嘀嗒声。无论哪种情况，冥想的确改变了我们对周围环境的关注方式，至少对冥想本身而言。

如果我们不再冥想，这些还会有助于我们吗？

当被问及冥想的主观价值时，许多人认为可以帮助"减缓压力"或者"不再那么愤怒或情绪化"。对于更多人而言，冥想的好处更加积极，他们认为冥想能帮你重塑大脑或集中注意。冥想重塑大脑，让你不再思绪万千，更专注于手头工作。冥想把你拉回一个中心，就像捏制陶器首先要将黏土集中在陶轮中心，否则黏土就会完全飞出去。大多数冥想者认为没必要特别去证明冥想的"作用"，就像不需要证明他们喜欢园艺或烹饪一样，只是简单地享受其中就好，不需要据理解释。这些冥想者们坚定地认为，冥想主观好处显而易见。然而，客观益处或许是另外一回事。

这向我们提出了一个问题，冥想是否可以帮助延长我们的健康寿命。

数以百计的研究都试图去评估冥想对身体的潜在好处。大多数都会先安排一个实验日程，虽然缺乏基本实验技巧，但也从中精确地得出研究者想要寻找的结果。还有许多其他研究者细致认真地开展研究，实事求是地去探求冥想是否真的存在好处。要梳理出实验结果并不容易，不过，有一点还是清楚的——冥想虽然有些可量化的好处，但却不是灵丹妙药，特别是对衰老和衰老相关疾病。大多数好处涉及生理应激测量，比如血压和免疫功能等一系列相关指标。因此，如果我们想知道冥想是否真能，例如，延缓阿尔茨海默病，答案仍然充满争议。

那端粒呢？具体来说，冥想是否能够延长端粒或者减缓端粒丢失？这个问题的现代可量化版本是："冥想能够让你更年轻吗？"一些研究也检测过端粒长度随时间的变化，结果表明冥想能够延长端粒。然而，很可惜这些数据实际上并不支持这一结论。问题在于把外周血白细胞的端粒长度作为身体整体衰老状态指标是不准确的。如血流中端粒较长可能暗示压力较小（比如感染压力），不过这并不意味着骨髓中的端粒更长或你更年轻，更不用说身体的其他地方。

冥想的价值不在于你将来能活多久，而在于你今天有多少生命。

老年人冥想建议

1. 冥想是降低压力的邀请信；
2. 安静比形式更重要；
3. 每天抽出时间和地点，坚持冥想；
4. 每天两分钟胜过每月一次一小时。

端粒酶激活剂

没有一种运动可以预防衰老，不管它多么费力；没有一种饮食可以预防衰老，不管它多么值得注意；没有一种冥想可以预防衰老，不管它多么深刻。事实是，我们只会加速衰老，没有行为或饮食改变可以阻止或逆转衰老。

不过**确实有**方法延缓和逆转衰老。

多年前我们就可以逆转细胞、组织的衰老，甚至在最近可以逆转动物的衰老。问题是我们如何才能**有效地**逆转人类衰老。这个领域正在快速发展，公众也开始慢慢了解通过重设端粒长度可以重置基因表达的可能性。现在，数十种产品正在大肆宣传，它们都声称自己能有效地重新延长端粒。

杰龙生物医药公司在十几年前开发出第一支有效的端粒酶激活剂，并且随后很快就授权给 TA 科学公司。这些端粒酶激活剂我们在第四章讨论过，是一类基于黄芪甲苷的结构，已经表明在某些方面具有逆转衰老的临床效果。具体地说，发表的两项研究表明，研究人员对服用 TA－65 的人进行跟踪研究，一个研究免疫功能，另一个研究有关健康和衰老的生物指标。在这两项研究中①，都有证据表明大多数患者的端粒长度受到影响；同时，暗示有"返老还童"的证据。尽管不是每个人都有相同的效果，但是许多患者的免疫功能平均年轻了十岁左右（包括衰老的 T 细胞数量减少）。血压、胆固醇、低密度脂蛋白、血糖水平、胰岛素水平、骨密度等一些反映衰老相关疾病的检测指标也都有了类似的改善。

对于那些想服用可能有效减缓或逆转衰老的活性物质的人而言，端粒酶激活剂是非常诱人的，不过一些注意事项还是需要提及。第一，这两项研究的规模都太小，研究结果既不具有压倒性的优势，也并非毫无争议。比如，在服用 TA - 65 后，免疫功能显著变化的某些患者本身有巨细胞病毒感染史。第二，仅在生物指标中观察到变化，实际疾病中并未观察到。比如，降低胆固醇或许是有益的，不过如果实际改善的是冠状动脉会更好，最好是能减少心脏病发病率。然而，如生物标记物胆固醇，尽管或许有用，但它们不是疾病，它们自身不会导致死亡或衰老。第三，不管商业化产品如何大肆宣传，或存在这样那样的数据，并没有任何证据表明服用 TA - 65 等端粒酶激活剂能使人年轻。

没有人能够从 70 岁重返 40 岁，这根本不可能发生。

实际上，我们很容易轻信 TA - 65 等端粒酶激活剂可能逆转衰老的某些方面，不过，据我的最乐观估计，这类化合物至多只有期待疗效的 5% 左右，比如治愈或预防阿尔茨海默病。那些数据十分有暗示性，耐人寻味。我们当然可以考虑服用端粒酶激活剂，不过，若想治愈和预防衰老以及衰老相关疾病，我们还需要更为有效的干预手段。

从实用的角度考虑，我们应当服用端粒酶激活剂吗？

目前，服用端粒酶激活剂的成本过高——每月几百美元，同时研究证据只是暗示性的而不是压倒性的。然而，更糟糕的是，许多公司不止推出了一

---

① Harley, C. B. et al. "A Natural Product Telomerase Activator As Part of a Health Maintenance Program." *Rejuvenation Research* 14 (2011): 45 - 56. Harley, C. B. et al. "A Natural Product Telomerase Activator As Part of a Health Maintenance Program: Metabolic and Cardiovascular Response." *Rejuvenation Research* 16(2013): 386 - 395.

款这类产品的廉价版,但并不确定这些廉价的产品是否含有活性的黄芪甲苷成分,或者即使含有活性黄芪甲苷成分,也无法确定哪一种是最有效的。而且,还有商家声称,诸如白藜芦醇、TAM-818等化合物的效果并不比黄芪甲苷差,甚至更好,但几乎没有研究数据来支持这些十分商业的说法。

你应该服用端粒酶激活剂吗?

是的,**大概吧**。

这一决定是一个赌注,依据成本、实验数据和你的个人经济状况而定。

TA-65有研究数据支持,可能对健康有好处。

简而言之,至少有一种产品声称能影响衰老是有科学依据的,其他几十种产品可能更便宜,有或许没有效果,也没有研究数据支持它们的用途。大多数这些产品也没有合理的理论基础来证明它们为什么**应该**有效。其他的一些或许有效,但是并没有数据表明它们确实如此。还有一小部分大概是有效的,但目前仍然对它们知之甚少,它们的安全性、合法性和临床效果也受争议。

不过,清楚的是,端粒酶激活剂既不是商业骗局也不是万金油。尽管市场上鱼龙混杂,良莠不齐,但是端粒酶激活剂已被证明在细胞、组织、动物,一定程度在人身上是有效的。截至写这本书时,暂时还没有证据表明服用端粒酶激活剂有任何明显的副作用或风险,比如肿瘤。主要问题是:

- 哪一种商品化的端粒酶激活剂是有效的?
- 那些可以买到的端粒酶激活剂到底有多大的效果?
- 考虑到个人的经济能力,这种花销是否值得?

我们知道端粒酶激活剂对逆转衰老有效，此外没有其他的任何产品可以。

新技术催生收集新数据的能力。但是，新数据应当催生新的认知。就像列文虎克（Leeuwenhoek）的显微镜让他看到了"微生物"，从而开启了对人类疾病的新理解。海弗利克细致的实验结果推动了对细胞衰老的新认识。现在，关于端粒酶激活的实验正在推动我们对衰老的新认识。

第八章
逆 转 衰 老

前　景

未来的十年内，人类的寿命或许可以达到目前的两倍。

在几百，甚至几千年后再回过头看，我们会发现，现在的我们正处于人类历史长河的转折点。我们有足够的知识与能力去逆转衰老，去治疗与衰老有关的疾病。

21 世纪之交，我们第一次展示了在人类组织与细胞中逆转衰老的能力。而后的十年中，我们尝试制作口服制剂，经过临床研究，我们发现这些口服制剂能够部分重置衰老进程。除此之外，一些实验室包括马德里的玛利亚·布拉斯科教授以及哈佛大学的罗恩·德皮尼奥教授所带领的团队，采用了一系列不同的方法，成功地在动物身上重置衰老。每一个成功的例子都无一例外地利用重新延长端粒的方法重置衰老，继而重置基因表达谱式。这不仅使组织，而且使整个生物体更健康、更年轻。

我们正处于一个巨大飞跃的边缘，因为我们现在已经有能力以一种显著而有效的方法逆转衰老过程。很快，我们不仅能够治愈并预防与衰老相关疾病，还能重置衰老过程本身。

距今的 100 年中，究竟哪天可以作为百年之始来开启人类健康长寿的新纪元呢？或许是 1999 年,我们第一次在细胞水平逆转衰老;或许是 2007 年,第一例口服端粒酶激活剂面世;又或许是在不久的将来,当我们着手端粒酶临床试验治愈阿尔茨海默病的那一年。不管如何,我相信在有生之年我们都会见证这一具有里程碑意义的时刻。因此,逆转衰老、治愈衰老相关疾病已迫在眉睫。如果我们成功了,我相信 2020 年之前的某一年会被我们的子孙后代视为在人类医学历史上取得了最重大科学进展的一年——而这也将成为改变人类历史的重要时刻。

令人奇怪的是,很少有人意识到在过去的 20 年里发生的变化。不过,科学进步总是隐藏在那些看似微小而平凡的进展背后。在这 20 年中,大量研究得到资助,研究者不遗余力地去探索衰老及其相关疾病,但是几乎无一例外地,由于他们的研究总是在延续那些落后的固有模式,所以收获甚微。与投入的经费与精力成反比,目前没有任何一家研究机构改变了衰老临床研究的窘境。将研究经费投入到固有模式,而不是未来进展上,这不是人类医学历史上的个案。

20 世纪 50 年代初,在第一例脊髓灰质炎疫苗研制成功之前,我们也曾投入了大量的经费用于改进人工呼吸器(铁肺),期待能提高护理水平,同时还妄图完善一系列实为徒劳的临床治疗手段,如电击疗法、氧疗、中草药疗法以及高剂量维生素 C 疗法。患者希望被治愈,但我们总是将大量的财力和精力花费在那些既不靠谱也无实效的干预手段上。对于衰老及其相关的疾病,我们也做过许多类似徒劳的事。假设衰老是不可避免的,我们总是将目光集中在衰老并发症和衰老疾病表征而忽略了背后的原因。因此,大量经费仍投入到与劳损、自由基和"衰老基因"等一些简单固有概念相关的项目上,可想而知,这些投入从未获得过任何临床回报。

没有什么比缺乏洞察力更糟糕的事了。

——歌德(Goethe)

　　纵观历史，那些对衰老领域真正有推动作用的重要工作几乎都是在不经意间发现的，由一些小生物技术公司、一些慧眼独具的研究人员、一些有见地的临床医生在没有大张旗鼓的宣传的情况下发现的，例如包括杰龙公司、西拉科学公司和 TA 科学公司在内的研究人员以及一些科研院所的研究人员都做出了贡献，甚至我自己的书和文章都是贡献的关键部分。有心人观察得更仔细，思考得更深刻，工作更努力，这也正是为什么我们能够取得重大进展而别人却不能的原因。而这一切恰恰因为我们转移了研究的固有模式，并运用了科学的见解，最后收获了意料之外的惊喜。

　　每当我们谈到"终结衰老"这一话题时，人们总是思维跳跃并得出错误的结论。所以在设定目标、谈论意义的时候，我们首先要搞清楚什么事情是永远也**不可能**发生的。首先，永生只存在于神话、幻想和科幻小说中，而在现实中人类绝无可能获得永生。无论你多么健康、无论你的基因是什么、无论你的基因如何表达，你的生命都有可能因为暴力、事故、疾病和不幸等戛然而止。

　　其次，当我们谈论从根本上延长人类寿命的时候，很多人的第一反应是"我为什么要活那么久呢？"换种说法，即为什么我要在疗养院待上一个世纪或更长时间呢。当然，我想说的不是这个。错误的假设总是很容易理解，发达国家**人均**寿命提高的部分原因是他们能让老人和病人活得更久。虚幻小说和神话故事也造成了我们对于衰老的误解和恐惧。在希腊神话中，黎明女神厄俄斯（Eos）爱上了人间美男子提托诺斯（Tithonus），她请求宙斯（Zeus）赐予提托诺斯永恒的生命，却忘记同时赋予他永恒的青春。这就像可怕的恶作剧，提托诺斯一生注定只能在衰老中度过。乔纳森·斯威夫特（Jonathan Swift）的小说《格列佛游记》（*Gulliver's Travels*）描绘了一种长生不老的人——斯特鲁布鲁格（Struldbruggs）。他们的心灵和身体在不断衰老，法律规定他们一到 80 岁就被判定死亡，子孙后代就会立刻继承他们的财产，而他们只能被迫接受社会给予的最低生活救济。奥斯卡·王尔德（Oscar Wilde）笔下的道林·格雷（Dorian Gray）外貌俊美，青春永葆，但他内心却丑陋腐朽，为人唾弃。

其实这些虚幻小说和神话故事与现实中逆转衰老没有一丁点关系。人类寿命翻倍完全可行，前提是要确保我们拥有良好的健康状况。但如果寿命加倍后，患有阿尔茨海默病、动脉粥样硬化等衰老相关疾病的患者数量也加倍的话，那么实现人类寿命翻倍则没有意义可言。数以千计的脊髓灰质炎患儿曾经一度只能依赖人工呼吸器生活，脊髓灰质炎疫苗的出现改变了这一状况，它给予了那些孩子正常的欢乐童年。当我们展望未来，衰老的前景也同样如此；我们的目的不是延长在疗养院晚景凄凉的日子，而是要赐予健康生命更好的礼物，唯一的方法就是预防及治愈那些我们最害怕的疾病——那些把我们送进疗养院，让我们的生活变成泡影的疾病。

我们会为健康和长寿提供保障，而不会让希望之光熄灭。

当我们真正能利用逆转衰老的方法延长人类寿命时，医疗服务的费用会大大下降，疗养院的需求会被削弱许多，衰老相关疾病的预防水平会大大提高，人们可以得到充分的健康保障，拥有完整的人生。我们花费了大量的财力和精力，做了几乎所有力所能及的事情去延长寿命。现在，想要进一步延长寿命，唯一的出路就是提升大众健康水平，而不是延长患者毫无生活质量的寿命。

如果我们真的逆转了衰老，如果我们真的有能力预防衰老相关疾病，那么我们到底可以活多久呢？老实说，很难预测。不管多长，只有实现了这一切后，那时候的人能够活多久，就是我们所要的答案。不过，根据我们对生物学和临床医学的了解，以及动物模型和组织实验提供的信息，我们可以大致做一个猜测。在未来的 10 年或 20 年内，如果我们可以更好地控制癌症、阿尔茨海默病和动脉粥样硬化等重大疾病的话，我预计人类平均寿命甚至可以跨越好几个世纪。我们即将要改写人类医学的历史，我们的生活、我们的社会都将因此而发生巨变。

我们至少可以做到将人类寿命翻倍，甚至有可能将平均寿命健康有效地延长几个世纪。

那么人类健康寿命大概在什么范围内呢，依我之见，按照我们现在已有的干扰衰老进程的手段，500 年是完全可能的。等到我们真的把人类寿命延长到几百年，那时候再回过头看，就知道现在的我们是多么的成功。

简而言之，预防衰老将是科学史上最漫长的实验，让我们一起拭目以待。

衰老通路

现在已知一共有四条通路可以作为逆转衰老的依据，其中有三条通路已广泛被科学家们研究。第一种就是使用端粒酶激活剂，这种制剂可以"激活"我们自身端粒酶（利用人 hTERT 基因），重置基因表达。世界各地的生物科技公司（如西拉科学公司）、研究人员和一些学术实验室都在积极开发和验证这一通路。目前为止，市场上至少有两种潜在的有效药物，但我们还不清楚其效果究竟如何，也可能达不到预期的效果。胆固醇水平是疾病的间接生物标记。有数据表明，黄芪甲苷类化合物，特别是黄芪醇，可以显著降低胆固醇水平。然而，到目前为止，没有数据表明这些化合物能够直接作用于衰老相关疾病，从而降低发病率和死亡率；同时也没有数据表明这些化合物可能延长健康寿命。

第二种方法是使用端粒酶蛋白。这种方法最大的挑战是如何将蛋白质高效地导入细胞。直到几年前，将一个治疗性蛋白质导入细胞仍被认为是不可能的，但很多研究人员的研究表明这种方法有潜力。创立于 2005 年的菲尼克斯生物分子科技公司曾经尝试过这一方法，但还没坚持到临床试验阶段，他们的实验就以失败而告终。目前暂没有人继续验证这一途径。

第三种方法是利用端粒酶的信使 RNA（mRNA）。这一方法最早由斯坦福大学海伦·布劳（Helen Blau）团队于 2015 年初实现，但目前还没有应用到动物体内以及临床试验。此方法的难点在于信使 RNA 非常容易被降解，所以许多实验室目前都只能在细胞水平进行实验（体外实验），对临床试验（体内实验）也许要求太高。这一方法是否可行还不得而知，但它仍具有一定的吸引力。

第四种方法是将端粒酶基因导入体细胞（利用脂质体或病毒载体）。有几个团队正在如火如荼地开展工作去验证这一方法（如泰勒赛特公司利用腺病毒载体进行基因转导），临床效果预计在一年内应该就能看到。不管是利用脂质体还是病毒作为载体，关键点就在于我们要给这些载体提供一个准确的"目的地"，让它们将基因传送到适当的细胞内。目前，这两种载体已经能够把端粒酶基因送到大部分细胞内，但也有某些特定的组织如脑组织，由于有一道血脑屏障而限制了端粒酶基因的导入。不过，目前不管是"目的地"还是血脑屏障——我们都已在动物体内进行实验，并已经获得了全面的成功，相信临床试验指日可待。

上述四种方法中，任一种都可以用来治疗衰老相关疾病。但有些研究团队却急功近利，他们认为研究一些预防皮肤衰老的护肤品会比治病更简单，还能赚更多的钱。而我们却始终信守承诺，将人类的需求放在第一位，我们的目标是治愈那些类似阿尔茨海默病的疾病。现在我们拥有了干预衰老的能力，因此接下来我们想要解决那些最迫切的，前人从未尝试过的问题。就像我前面提到的，用端粒酶治疗阿尔茨海默病已经在计划之中。

医疗成果

我们能治愈哪些疾病？

阿尔茨海默病、动脉粥样硬化、骨质疏松症、骨关节炎、皮肤衰老、免疫衰老等衰老相关疾病将会逐渐退出人类历史舞台，不会再威胁到人类的未来，但个例仍会存在。就拿中风来说，虽然我们能尽量阻止与衰老最息息相关的诱因发生，但中风仍然可能由外部创伤或者遗传倾向等一些与衰老无关的因素引发。还有一些肺部疾病，例如慢性阻塞性肺病和遗传性肺病，也会因为环境因素以及毒害物质而发病。那么究竟哪些疾病是可以预防的，哪些疾病又是令我们束手无策的呢？辨别这些疾病是基因引起的还是表观遗传引起的是其主要的分界线。如镰刀型红细胞贫血症，是由不正常的等位基因造成的，对于这种病端粒酶也无能为力。另一方面，如果你患上的疾病是与衰老相关的，即使是基因表达模式发生微妙而普遍的变化，那么端粒酶将起到举足轻重的作用。

不管是借助遗传操作直接将端粒酶基因导入细胞，还是使用端粒酶激活剂，端粒酶疗法都有能力将大部分衰老相关疾病根除，而目前这些疾病是无法治愈的。就现在而言，端粒酶疗法不仅比其他疗法更有效，而且对那些从普通医疗手段中获益甚少的疾病来说，端粒酶疗法也是一把利器。

端粒酶疗法可以有效防治一系列疾病，其中主要包括那些虽不太可能致命但却有很高发病率，目前还没有办法防治的疾病，如阿尔茨海默病等衰老相关神经性疾病、动脉粥样硬化等衰老相关脉管类疾病，以及一些类似骨质疏松症和骨关节炎等。除此之外，使用端粒酶疗法后，基因组会变得更加稳定，DNA修复更加有效，基因突变频率降低，大部分癌症会因此而得以预防。与此同时，端粒酶疗法还可以用于防治皮肤、免疫系统和其他身体系统的衰老问题。

当然，端粒酶疗法也存在一定的局限性。此疗法虽然能降低中风的风险，但不能完全根除，因为并不是所有的中风都是由衰老引起的。同时，如果疾病已经恶化到远远超出了自身修复能力的范围，例如关节坏死（需要手术置换）、死亡很久的神经元（如慢性阿尔茨海默病）和由心脏病引起的肌肉组织坏死，那么使用端粒酶疗法也无济于事。这些疾病就如同"汉普蒂-邓普蒂①"（Humpty Dumpty）问题一般，无论是国王所有的马，还是国王所有的兵，抑或是端粒酶疗法，都不能让破蛋重新拼凑成完整的蛋。端

---

① 汉普蒂-邓普蒂：指童谣中从墙上摔下跌得粉碎的蛋形矮胖子。坐在墙头不小心摔下来，再有能耐的人也不能把蛋再拼在一起。——译者注

粒酶疗法不可能修复不存在的东西。

同时,端粒酶疗法对那些由特定基因突变引起的疾病也无能为力,例如镰刀型红细胞贫血症。此疗法只能优化基因表达谱式,却无法改变基因序列。我们每个人都由自身的基因塑造,端粒酶无法打破基因的限制,但却可以预防可能由基因引起的疾病。如果把基因想象成从父母亲那里继承的一套工具的话,那么端粒酶就是帮你更有效地使用这套工具的指南,但它却无法把你更换为另一套工具。同样地,端粒酶疗法无法治愈那些具有高风险或自残倾向的患者。如果你长期无节制地饮食、吸烟、酗酒、吸毒或者飙车的话,那么或许你可以直接忽略端粒酶疗法,因为我认为你根本活不到需要它的时候。

虽然端粒酶疗法存在一定的局限性,但它为我们治疗许多常见疾病提供了新思路。那些至今都被人们忽视的疾病("这不是病,这只是人衰老的表现")和那些没有可靠疗法的疾病,都有可能被端粒酶这一有效而且经济的疗法治愈。

端粒酶疗法究竟是怎么样的

治疗方法会出人意料得简单,具体流程可能是这样的:就跟其他就诊流程一样,你来到主治医师的办公室,护士把你领进诊疗室,用一袋塑料软包的透明液体开始给你静脉注射。半个小时后,护士重新检测你的各项生理指标,几分钟后,你就已经在回家的路上了。

两周后,你去复诊,流程跟第一次几乎一样。复诊后几周,你的主治医师查看你的血检报告并确认血细胞中的端粒已经被重置。根据你的病历和其他生理指标,还进行一次心脏测试,或许还会给膝关节做个核磁共振等等。最后,你发现每一项指标都显示你的身体状况逐渐好转。

变老或许需要几十年,但身体修复只要几周或几个月即可见效。首先是细胞水平上微小的变化,然后慢慢地演变成组织的修复,最终这一切会潜移默化地提升你的生活质量。你会觉得每天都充满能量,幸福感也会油然而生。你发现你开始想尝试那些很多年都没有尝试过的活动。你的睡眠质量提升了,每天醒来的时候不再感到疼痛,记忆力也恢复了,呼吸变得十分顺畅。最后你发现自己重新获得了期盼已久的东西——健康。

欢迎来到这个更健康长寿的世界。

下面回答一些常见的问题:

端粒酶疗法是一次性疗法吗?

患者需要大约每十年治疗一次。

治疗一次大约要花多久?

整个过程大约要花几个月到几年不等,最终的疗效由患者自身受损程度来定,不过对大部分人来说,其恢复速度都差不多。比如,早期阿尔茨海默病患者肯定恢复得比晚期阿尔茨海默病患者更好。但是经过几个月后,他们的恢复速度是一样的,如果患者还没有病入膏肓的话,最终疗效应该会比较乐观。

端粒酶疗法能让人变得多年轻?

端粒酶疗法可以使人们年轻数十岁,但不能让成人变成像儿童一样。人体内有一套细胞学机制控制着机体成熟,但控制衰老过程的正是端粒本身。

端粒酶疗法有什么副作用吗?

使用端粒酶疗法后,人体内的细胞和组织会被重塑,同时体内损伤的细胞也会被逐渐修复,这些过程需要耗费比其他人体活动更多的能量。因此可以想象你的食欲会大大增加,而且当端粒酶疗法在体内高效运行时,你也会产生疲劳感。

普通人能够负担端粒酶疗法的费用吗？

由于患者基数庞大，且用于端粒酶疗法的研发和生产成本会被分摊到每一位患者，所以端粒酶疗法的费用应当会很低。当然，除了前面提到的研发和生产成本，端粒酶治疗主要成本是配送成本，例如，在疗养院进行一次静脉注射的花费。那些治疗的后续花费包括医院日常维护费用、保险、护工费以及与治疗无关的"物流"费用。目前来看，端粒酶疗法的治疗成本大概与接种疫苗的费用差不多——大约在 100 美元以下。即使做最坏的打算，我认为端粒酶疗法的成本也是非常低的，尤其与预防和治愈疾病所可能产生的费用相比。

总之，端粒酶疗法的费用不会很昂贵，到那时候，不管是个人还是社会，都能从中获益。

社会回报

> 人类社会一切有价值的东西取决于其给予个人发展的机会。
>
> ——阿尔伯特·爱因斯坦

对于个体来说，端粒酶疗法为我们带来了健康、快乐和一种看待生活的新态度。随着年龄的增长，人们时常为那些看似不可避免的疾病担惊受怕，因为我们可能因此而失去了自由、健康和爱人。如果患上了阿尔茨海默病，我们甚至还会失去自己的灵魂。而正是端粒酶疗法为我们扫除了对未来的恐惧。

世界那么大，你想去看看吗？想尝试学一门外语吗？想拥有更多的时间去实现梦想吗？拥有健康和时间，你就可以做长久以来一直想做的事情。但年轻的时候，你仍然需要为生计奔波。目前而言，大多数人会工作到 60 岁，然后靠积蓄度过余生，因为退休后的时日不会延续太久。但现在不一样了，有了端粒酶疗法，你或许会活到 200 岁。我们大多数人不能仅

175

靠 40 年的工作积蓄来维持 150 余年的退休生活。但是你拥有了足够的能力和健康去工作更长时间，那时候工作可能也会发生变化，你为什么要花上半个世纪的时间去从事你并不感兴趣的工作呢？你可以把积蓄投入学习，然后开创一番新事业。活得越久，就越有机会去追求自己喜欢的事业和生活。或许你还能经历好几份事业，不止一次退休呢。

同时，由于寿命大幅增加，一个家庭可能会同时容纳四到五代人，因此家庭结构也会发生巨大的变化。我们都爱自己的孩子，宠爱自己的孙辈，但是我们想或能够和重孙辈共度多少时光呢？毕竟他们比我们年轻得太多太多。当老年人不再老去，年轻人对待老人的态度或许就会发生变化。又或许因为多了几十年的生活经历，我们会变得更加睿智吗？一切都很难说，但可以肯定的是，我们一定会有更多的知识和生活经验与子孙后代分享。成熟、结婚、生子和衰老这一生活模式是人类永恒不变的主题。但是随着我们社会基础的变迁，这一主题也会随之改变。试想，有多少婚姻可以撑过两个世纪？有多少家庭能够适应时代的变迁？下一代们将会如何发展新的社会习俗才能满足老年人们的需求？

随着寿命的延长，国家会如何适应社会结构大调整呢？我相信我们势必将从长期和平昌盛的社会获益良多，但如果延长寿命只是部分人能享受的话，由此造成的不公也会引发冲突。理论上，端粒酶疗法费用低廉，可能带来的医疗差距小，但存在风险的可能性还是有的。纵观历史，冲突总是由长者计划、年轻人执行，但他们都能认识到那些变化能影响国际冲突。虽然这些变化不可预测，但一定对我们的未来至关重要。寿命延长或许会导致另一个问题，很多人会选择放弃生育下一代。当战争结束数十年后，恐怖行动、犯罪行为以及复仇信念会随着世世代代的逐渐消失而逐渐褪色。如果拥有足够长的寿命，那他们的仇恨会不会一直延续下去呢？这样的仇恨会不会影响到国家政策从而激化矛盾呢？我们都不得而知。

当然，延长寿命也有很多乐观积极的方面。当意识到我们的选择会决定我们的明天时，我们就会花大量的精力来保证经济的长远发展，保护地球环境以及爱护我们的下一代。同时,我们不会再忽视政治决策所带来的深远影响。以前延续两三代人的财政赤字将只持续一代,我们必须为国家债务和义务负责。因此我们更加积极地减少国家债务,把更多的财政投资于未来——科学、教育和各类探索,比如像对太空电梯、小行星采矿和月球城市等长期计划和投资将会更快地付诸实施。

可以预计的是,随着人们寿命的延长,人口基数也会随之上升。粗略地说,人口增长速度应该与人均寿命的提升速度旗鼓相当,而如今我们已经对全球人口过剩这一现状感到十分恐惧。另一方面,目前几乎所有国家的人口增长速率都明显放缓,联合国的预测使得很多国家开始担心(并计划安排)下个世纪人口密度**下降**。事实上这一情况已经在一些国家发生了。

目前,许多发达国家日益增长的经济问题是数量下降的年轻人支撑越来越多的老年人和体弱的人。端粒酶疗法将从根本上缓解这个问题,老年人将不再体弱多病,他们有足够的自理能力。端粒酶疗法带来了前所未有的人口革命,越来越多的成年人积极参与其中,给社会提供丰富的经验与知识,为经济发展带来利好。我们不再会埋没丰富的知识储备,相反地,我们要利用这些知识来改善经济和社会。同时我相信我们每个人身上的知识储备更加丰富。如今,人们投身于高等教育、在职或"终身"学习的时间大约为四五十年——如果包括退休在内大约是六七十年。试想,如果这一时间被延长到 150 或 200 年,那时候会发生什么呢?那时候老年人会成为巨大的知识宝库,为未来发展提供宝贵的财富。相信随着端粒酶疗法日益普及,将会有越来越多健康且行动自如的老人成为更有效的劳动力,投入到社会发展中去。

然而,一些具体的问题还是无法预测。例如,人口密度究竟会达到什么程度呢?新生儿出生率会发生什么变化?激增的环境压力与相关经济问题会受到什么程度的影响呢?到时候我们还能适应现有的法律结构、退休政策吗?我们的社交网络还能迅速应对这些问题吗?如果我们不能准确预测未来平均寿命,或者说根本无法预测的话,那我们如何应对"当今"的社会变迁呢?诸如寿命、疾病和残疾等带来的不确定性可能会导致前所未有的经济波动。而如果我们不能把计划建立在长期以来认为理所当然的假设之上时,那我们将如何计划自己的未来、公司的未来,以及社会系统的未来呢?

长寿经济学

预防衰老疾病,改善人类健康,延长人类寿命所带来的重大经济回报是劳动力会**更加**高产、**更加**充满活力、**更加**高效。端粒酶疗法不仅可以提供巨大的生产力,还可以减少保健以及老年人护理的成本。

如果把个人长寿比喻为一件纯粹的商品,但个人长寿组成的整个社会长寿所带来的影响就显得不那么纯粹了。延长寿命无法消灭恐怖主义,也不能改变贫穷与偏见,更不能赶走坏运气。即使它可以移除体内的疾病,但不能移除整个社会的弊病。我们治愈了疾病,但古老的咒语仍然存在:愿你生活在一个有趣的时代。但这个时代很快就会变得比以往任何时候更复杂。逆转衰老革命或许会比人类历史上所有的革命——包括认知革命、农业革命还有工业革命——都更加意义深远。端粒酶疗法赋予了个人第二次新生命,但同时也给整个社会增加了许多不确定因素。

然而,即使是最坏的情况,这种不确定性也是充满希望的。

慈悲与生命

爱可以治愈人——无论是那些给予它的人,还是那些得到它的人。

——卡尔·麦林格(Karl Menninger)

逆转衰老的终极目标不仅是要延长人的寿命，更重要的是给予人们同情心。

我们的生活——社会、家庭和个人——不仅是用生命的长短来衡量，而更取决于人生经历的质量以及人际关系的深度。如果生命痛苦地结束，那我们延长生命的意义何在呢？但是，如果你能够幸福快乐地活着，与他人分享你的快乐，那我们何不将这幸福的生活延续下去呢？

生命的意义远比能活几年更宝贵，更深刻。

对旁人施以援手包括被人关怀，让我们的生命更有价值。随着现代医疗技术和有效临床手段的快速发展，使得患者仍然渴望着被关爱。就正如我们寻求朋友帮助时不单是为了解决问题，更是希望得到朋友的关心；我们去医院求诊时不仅是为了得到治疗，也是为了能够被同情。这样说并不是要贬低医疗知识的价值，而是出于长远的角度来考虑。

照顾病人的秘诀是让病人发自内心地感觉被**照顾**。

一个弱化痛苦且没有同情心的社会是一个失败的社会。我们不能生活在只关心摆脱饥荒和疾病的社会，而是一个能够与他人分享爱的社会。仅从经济和金融的角度来看待社会，或只关心人口密度和环境问题，都忽视了人类生命的本质。同情对于社会、文化传统和医疗服务来说都是必不可少的。

实现逆转衰老会对我们的文化和生活产生什么样的影响呢？

对于许多人来说，第一个面临的问题就是我们究竟能够负担什么，不管是人口还是环境？这些问题虽然对于个人生活或人类文明来说都不是最关键的问题，但需要我们去认真仔细地审视。最关键的问题还是紧紧围绕着同情心、自尊自爱以及实现梦想和希望的能力。因为人类与动物之间的主要区别——或者与我们直系祖先的区别——就在于思考抽象事物的能力：例如同情心、尊重、梦想以及希望等。这些事物看不见摸不着，仅靠想象存在——也正是这些能力才让我们成为人。然而，比想象力更重要的是我们可以创造出这些事物，让它们变得触手可及。而我们创造这些并不是为了娱乐自己,而是为了提升自己。梦想本身具有很大的价值,但如果能将梦想照进现实,梦想就显得更加弥足珍贵。富有同情心是值得被赞赏的一件事,但如果我们将同情心从一种单纯的情感变为客观现实的话,那么我们就能治愈更多的疾病,能给予别人更长、更有价值的生命。

我们会选择怎样的未来世界

试想一个这样的未来,由于受人口和经济的限制,我们只为年轻人提供医疗服务,却让老年人"自生自灭",视他们为社会发展的绊脚石,不给他们提供医疗服务。

再试想另外一个未来,社会主要焦点集中在个人,医疗服务不受年龄限制。不管你年龄多大,唯一的问题是医疗水平是否能够帮助你,而不是你是否能够回报社会。

在我们之中,有谁会愿意生活在一个对老年人没有同情心的社会?如果一个社会只因人们年纪大了就遭受折磨,加速他们的死亡,那么这个社会又能够延续多久呢?在这样一个轻易接受死亡和病痛的社会里,还会有文化存在吗?

很快,我们就会回答这些问题,而且我相信会与大部分人所想的大相径庭。新的问题不再将是道德或者是养老成本这些长久困扰人们的难题,而将紧紧围绕如何消除病痛,如何延长健康的、充满活力的、有意义的生命。我们做出的选择不仅将决定我们个人的未来以及整个社会的文化环境,还将关系到我们人类文明的延续与否。逆转衰老不仅仅是延长寿命,从某种意义上来说更是延长人文精神。现在我们有机会利用这种能力来避免痛苦、恐惧、灾难和损失,而我们如何利用它来帮助身边的人,如何来完善法律和社会,这都将会决定我们最后成为什么样的人。

带着优雅、感恩和同情心去让逆转衰老发挥出最大的价值将是人类历史的一大丰功伟绩。

编　后　记

在此书即将出版之际，很多工作仍在不断向前推进。

在 2015 年初，我创立了一家名为**泰勒赛特**的生物技术公司，主要致力于构建您刚刚阅读的书中的愿景。这本书的出版将给衰老及衰老病理学，给疾病诊断治疗技术，给研究人员带来许多前所未有的新观念。越来越多的科学家也正在为逆转衰老而不懈努力，例如彼得·雷森（Peter Rayson）、西班牙国立癌症研究中心（CNIO）的玛利亚·布拉斯科团队，还有李·诺兰（Lee Nolan）等。这些科学家不仅深知我们具有治愈阿尔茨海默病的能力，同时他们还朝着这个目标不断努力。总之，我们将一起致力于实现我们的愿景，让人类不必活在衰老及其相关疾病的恐惧之中。

现在，我们不再希望仅仅停留在理论方面，我们将致力于打造一个富有同情心的现实社会。

术　语　表

A

Adenovirus 腺病毒

一类可以造成人不同程度的轻微的上呼吸道感染疾病的病毒。腺病毒被广泛用作基因治疗的病毒载体。

Adenosine triphosphate(ATP)腺苷三磷酸

细胞新陈代谢所需的用于转运化学能量的辅酶。

Anabolism 合成代谢

详见新陈代谢(Metabolism)。

Antioxidant 抗氧化剂

一种氧化反应的底物,用于抑制由自由基等氧化分子对细胞造成的氧化损伤。

Aplastic anemia 再生障碍性贫血

表现为机体血细胞(包括红细胞、白细胞以及血小板等)合成障碍。

Apolipoprotein E4 载脂蛋白 E4

一种多态性蛋白,其基因与多种疾病发生相关,这些疾病包括动脉粥样硬化、阿尔茨海默病、缺血性脑血管疾病。它还能加速端粒缩短等。

Atrial fibrillation 心房颤动

简称房颤,表现为心脏不规则跳动,会增加中风以及其他并发症的发病风险。

B

Base 碱基

指能够与氢离子发生反应的物质,与酸相对。在此书中,碱基指的是组成遗传密码的四种核苷酸中的任意一种。详见核苷酸(Nucleotide)。

Beta-amyloid β-淀粉样蛋白

组成衰老小胶质细胞中斑块的一类多肽,可以引发神经元死亡和阿尔茨海默病。

Bisphosphonate 双膦酸盐

用于治疗骨质疏松症的药物,可以减缓但不能完全阻止骨质流失。

C

Cardiomyocyte 心肌细胞

组成心脏肌肉的一类肌肉细胞。

Carotid endarterectomy 颈动脉内膜切除手术

用切除斑块的手段来将收窄的颈动脉加宽的过程,可预防中风。

Catabolism 分解代谢

详见新陈代谢(Metabolism)。

Caudate nucleus 尾状核

位于大脑基部,负责控制机体自主运动。

Cellulitis 蜂窝织炎

由皮肤表面细菌感染引起的一种症状,可口服抗生素治愈。

Cerebral cortex 大脑皮层

覆盖在大脑表面的"灰色物质",分布有大量神经元,主要控制着机体运动、感官等一系列功能。

Chondrocyte 软骨细胞

构成关节软骨的细胞,其功能为保持关节表面光滑,减少相邻两骨的摩擦,保障机体正常运动。

Coxsackie 柯萨奇病毒

一种常见的病毒,可以引发多种人体病毒感染性疾病,如病毒性脑膜炎。

C-reactive protein C‑反应蛋白

机体受到感染或组织损伤时,血液中一些含量急剧上升的蛋白质,可用来表征炎症反应。

Cytokine 细胞因子

由细胞分泌的一类小分子蛋白质,可作用于邻近的细胞并引发免疫反应。

Cytomegalovirus（human）人巨细胞病毒

人群中感染广泛的病毒,通常呈隐性感染,很少在正常成人体内引发显著的疾病。

Cytotoxic cell 细胞毒性细胞

免疫系统中一类特殊的细胞,会对特定细胞产生毒性,例如癌细胞。

D

Decubitus ulcer 褥疮性溃疡

又称褥疮,多见于老年患者,局部组织长时间受到压力,引起缺血,导致皮肤溃烂。

Dopamine agonist 多巴胺受体激动剂

具有缓解帕金森症的一类药物,帕金森患者体内多巴胺缺失,多巴胺受体激动剂可作为一种神经递质协助多巴胺神经元发挥功能。

E

Enzyme 酶

用于促进细胞内化学反应的一类生物催化剂。细胞产生三种类型蛋白质：酶(负责细胞内所有工作)、结构蛋白以及激素蛋白。

Eosinophil 嗜酸性粒细胞

负责抵御寄生虫和其他感染的一类白细胞。详见肥大细胞(Mast cell)。

F

Farnesyltransferase inhibitor 法尼基转移酶抑制剂

用于抑制法尼基转移酶活性的一类药物,可用于哈钦森-吉尔福德早年衰老症的治疗。

Fibroblast 成纤维细胞

又称纤维母细胞,是体内最常见、分布最广的一类细胞,可以产生胶原蛋白、弹性蛋白等细胞外蛋白。成纤维细胞还可以分化产生脂肪细胞,是结缔组织最主要的细胞成分,可用于修复组织损伤。

Free radical 自由基

指具有孤对电子的原子、分子或离子。自由基十分活跃,易造成氧化损伤。

G

Glial cell 神经胶质细胞

一种非神经元细胞,用来维持、支撑(代谢及框架)和保护大脑以及外周神经系统中的神经元(神经细胞)。有数据显示神经胶质细胞在阿尔茨海默病发病过程中扮演着重要角色。

H

Hematopoietic cell 造血细胞

生成所有血细胞组分的一类细胞(包括造血干细胞)。

Homocysteine 同型半胱氨酸

一种氨基酸,体内高水平的同型半胱氨酸可能与内皮细胞损伤、血管炎症、斑块形成和心血管疾病有关。

Hypercoagulation 高凝状态

血凝过多。

I

Inflammatory biomarker 炎症生物标志物

存在于血液中的一类物质,其水平升高表征各种各种炎性疾病。(例如,C-反应蛋白)

Insulin resistance 胰岛素抵抗

Ⅱ型糖尿病所特有的一种症状,常见于老年患者中,表现为胰岛素敏感性下降,细胞无法做出正确的应答。

Ischemia 缺血

组织供血不足,无法行使其正常功能。缺血通常由血管问题引起,急性缺血可引发心脏病和中风。

Isomerization 异构化

虽然许多复杂分子的化学式一致,但它们可以被折叠成为不同的结构,称作异构化。这一过程可自发发生,正常体温即可,但产生的异构体往往不再是功能分子。

K

Keratinocyte 角质细胞

表皮中最常见的一类细胞,在人体皮肤外层形成了一道天然屏障,角质细胞脱落后可被新生表皮最下层细胞替代。

L

Leptin 瘦素

用于控制脂肪合成和抑制食欲的一类激素。

Leukocyte 白细胞

又称白血球,免疫系统中一类重要细胞,可通过血液循环遍布全身。

Liposome 脂质体

一类由人工合成的由脂质分子组成的微型"囊泡",可将药物送入细胞内部。

Lymphokine 淋巴因子

由淋巴细胞产生的一类细胞因子,对调节免疫系统功能具有重要作用。

M

Mast cell 肥大细胞

参与过敏反应与炎症反应的一类特殊免疫细胞。

Metabolism 新陈代谢

细胞内一系列用于供能的化学反应统称新陈代谢,包括合成和分解生物分子。新陈代谢主要包括两个部分:合成代谢是生物分子的合成过程,分解代谢则是生物分子的分解过程。

Methylation 甲基化

DNA 的一种修饰,可以调节基因表达。表观遗传变异通常依靠甲基化以及类似修饰。

Microglia 小神经胶质细胞

一种神经胶质细胞,与巨噬细胞相似,存在于神经系统中。小神经胶质细胞的衰老会导致阿尔茨海默病。

N

Nucleotide 核苷酸

组成人体遗传密码 DNA 的四种基本分子的总称,包括腺嘌呤、鸟嘌呤、胸腺嘧啶、胞嘧啶。

O

Oxidant 氧化剂

在氧化还原反应中,获得电子物质称氧化剂。例如,氧气与金属铁发生氧化反应后生成铁锈;体内自由基造成细胞的氧化损伤。详见自由基(Free radical)。

P

Peristaltic waves, peristalsis 蠕动波, 蠕动

是指食物经消化道从食管移动到胃,最终通过肠道转变成食物残渣的过程中,肌肉收缩活动的总称。

Pluripotent stem cell 多能干细胞

可以分化成为体内任何一类细胞。

Proteoglycan 蛋白聚糖

由蛋白质与杂多糖组成的复杂聚合物,是细胞外基质的重要组成成分之一。

Prothrombotic mutation 血栓前突变

一类能够造成过度血凝的突变。

R

Resveratrol 白藜芦醇

一种常见的植物成分,多见于葡萄、蓝莓、树莓和桑葚中。白藜芦醇被认为在治疗心脏病和癌症、促进新陈代谢和抗衰老等方面具有重要的作用,目前并无足够证据表明其对人体的健康保健具有积极作用。

Restenosis 再狭窄

指器官狭窄复发,即通过手术治疗清除血管堵塞物后动脉再次狭窄。详见狭窄(Stenosis)。

S

Senescence 衰老

指生物学衰老,这一词汇多用于形容细胞,与器官衰老相对。

Somatic cell 体细胞

组成人体器官的所有细胞的统称,与负责生殖的性细胞相对(如精子与卵细胞)。

Southern blot DNA 印迹杂交

实验室中用于分离、检测和估量 DNA 分子的一种方法。

Stenosis 狭窄

由血管变窄引起,导致单位血流量受限制。

Substantia nigra 黑质

位于脑深部的一类核团,是调节运动的重要中枢,帕金森病患者的黑质区多数存在病变。

Synovial fluid 滑液

一种位于关节间隙(如膝盖、臀部、脚踝、手腕、肘部和肩部关节)的黏性润滑液,可减少运动时关节面之间的相互摩擦。

T

Tau protein Tau 蛋白

许多神经元富含 Tau 蛋白,阿尔茨海默病患者体内的 Tau 蛋白异常(形成 Tau 蛋白缠结)。

Telomere 端粒

位于染色体末端的 DNA 结构,随着细胞分裂而逐渐变短。

Thymus 胸腺

重要的免疫器官,是 T 细胞的主要来源地,也是适应性免疫系统的重要组成部分。

Tocopherol 生育酚

具有维生素 E 活性的脂溶性化合物,生育酚类化合物可统称为维生素 E。

U

Umami 鲜味

人的五种基本味觉之一(其余四种分别为甜、酸、苦、咸)。人们经常将鲜味形容为"高汤味"或"肉味"。

V

Viral vector 病毒载体

利用病毒将治疗性分子(如基因)导入细胞。病毒内部一般被药物或治疗基因替换,病毒外壳可确保药物或基因被准确导入靶细胞。

致　　谢

没有任何一位作家像一座孤岛独自前行。我在此书中表达的想法，无论正确与否，都属于我个人观点，但此书能最终定稿也要归功于那些始终相信自己实验数据的人（伦纳德·海弗利克和玛利亚·布拉斯科），归功于信任我的人［我妻子乔伊（Joy）］以及归功于相信此书的人［葛伦·耶瑟斯（Glenn Yeffeth）和戴夫·贝瑟默（Dave Bessmer）］。

这本书的灵感来自那些为了治愈人类疾病所进行的探索与尝试，同样也来自那些具有卓越远见的科学家，尤其是玛利亚·布拉斯科、彼得·雷森、布拉德·爱德华兹（Brad Edwards）和李·诺兰。同样也为了那些以我们目前工作为基础的科研人员，愿我们的假设都能被证明是正确的。

这个世界从来都不取决于我们想了什么或是写了什么，而是取决于我们证明了什么。